Das
Ayurveda
Yoga-Programm

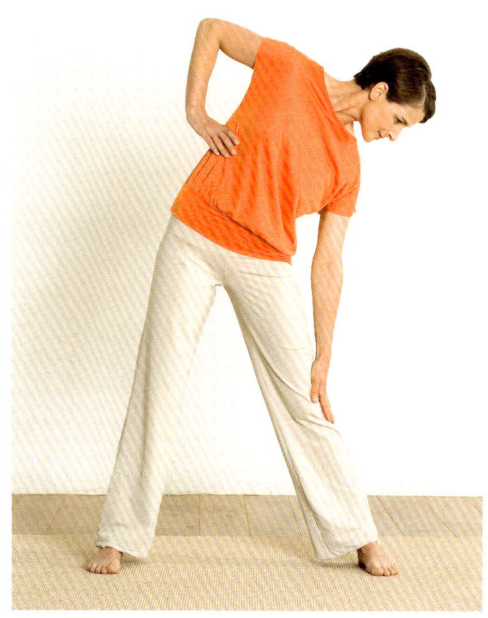

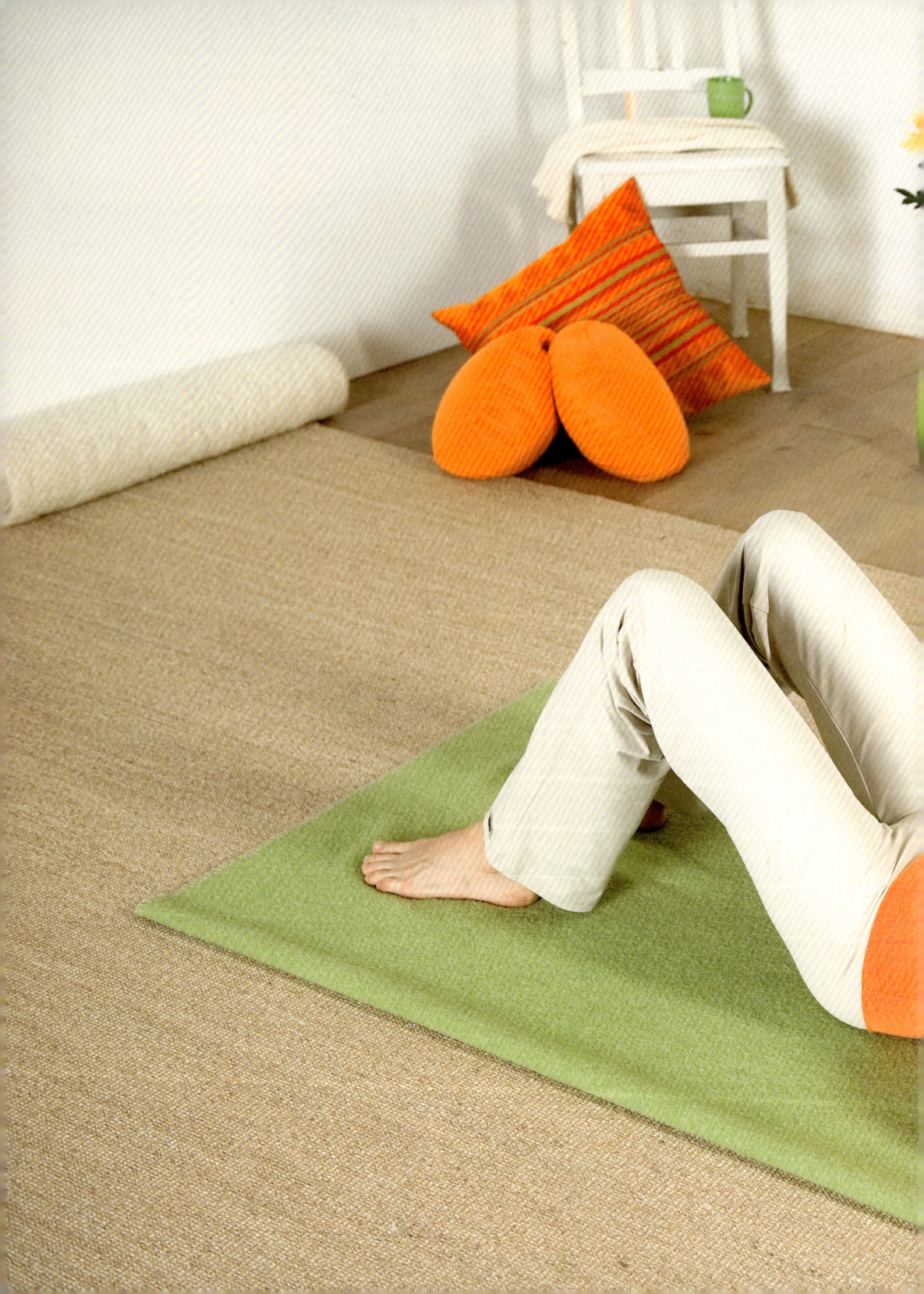

HANS H. RHYNER

Das
Ayurveda
Yoga-Programm

Spezielle
Yogaübungen
für Ihren
Konstitutions-
typ

Was Sie in diesem Buch finden

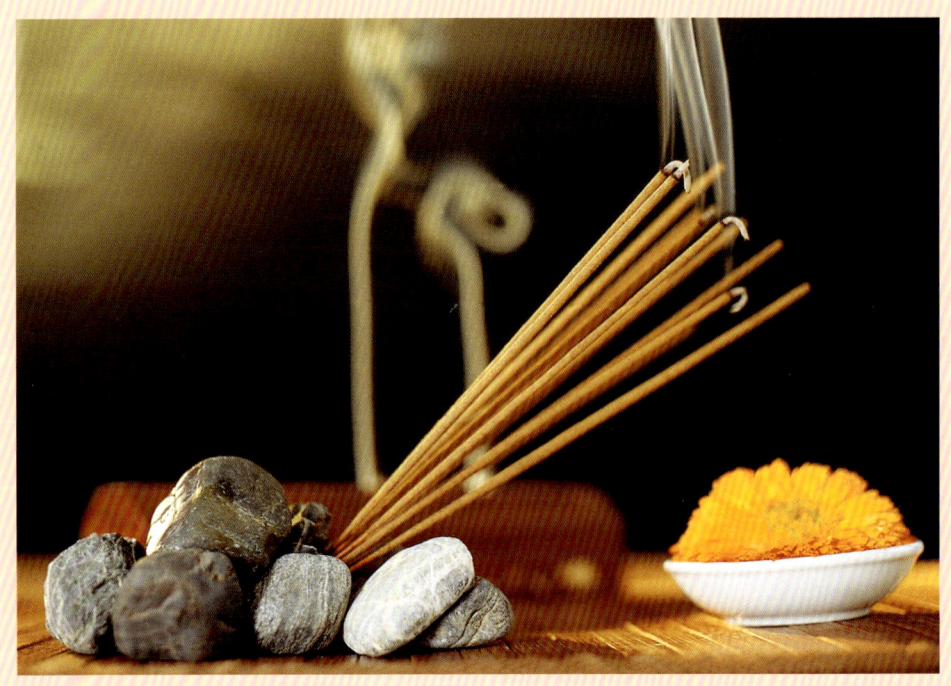

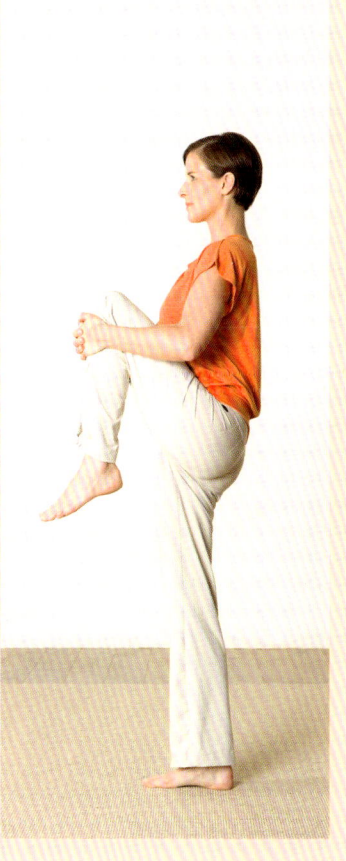

Ayurveda-Yoga – Balance von Körper und Seele

»Was ist das für ein Yoga, das Sie lehren: Bhakti-Yoga, Raja-Yoga, Hatha-Yoga, Kundalini-Yoga, Power-Yoga, Hormon-Yoga, Sankhya-Yoga, Marma-Yoga, Meier-Yoga, Yoga-Yoga oder was?« lautet die berechtigte Frage, wenn die Teilnehmer und Teilnehmerinnen einer Ayurveda-Kur zur ersten Yogastunde antreten. Eine Vielzahl von verwirrenden Begriffen, die ein Studium östlicher Philosophie notwendig machen.

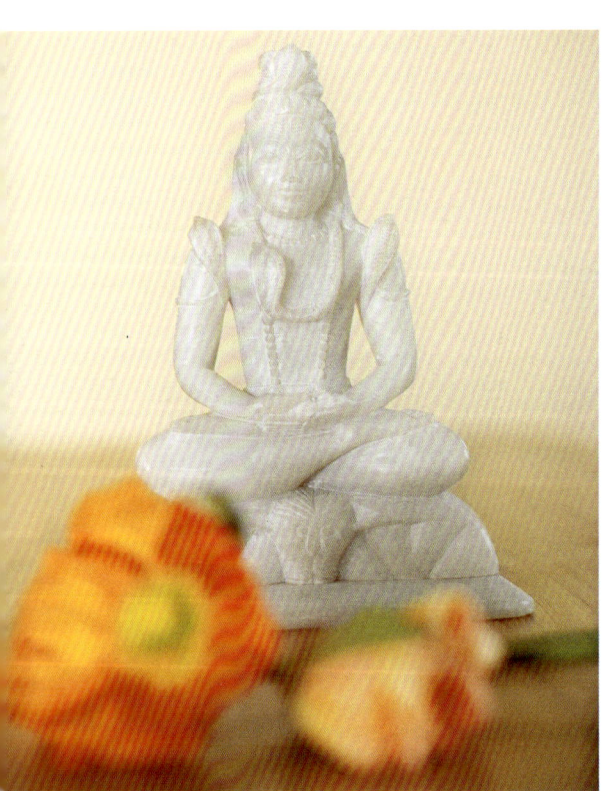

Der Weg des Yoga bedeutet nicht, verbissen einem Dogma zu folgen.

Ich mag die einfache Bezeichnung Yoga, das auf Deutsch Joch heißt und für Verbindung steht. Deshalb wird dieser Begriff in der Sanskritsprache so oft verwendet. Sogar in der ayurvedischen Heilmittelkunde steht Yoga für die ideale Verbindung, die entsteht, wenn die Summe der Wirkung einer Mischung höher ist als die der Ausgangsprodukte. Ich suche die Symbiose in mir selbst, meine eigene Ganzheitlichkeit, die in ihrer Summe, nämlich das, was Körper, Geist und Seele alleine anzubieten hätten, bei Weitem übersteigt – jenseits meiner Vorstellungen.

Sich und die Welt neu erfahren

Ist das nicht ein herrlicher Begriff, dieses Yoga? Dabei kommt man leicht ins Schwärmen. Dennoch: Abheben wollen wir nicht. Dazu eine liebgewonnene Anekdote: Eine Patientin kommt am siebten Tag ihrer Kur zu mir: »Lieber Freund, Sie haben mir ein wunderbares Geschenk gemacht. Gestern, als die Abendsonne den Horizont berührte, habe ich zum ersten Mal in meinem Leben einen Sonnenuntergang erlebt. Ja, ich bin schon 62 Jahre auf dieser Welt. Aber diesmal habe ich dieses Bild nicht nur mit meinen Augen erblickt, sondern mit jeder Zelle meines Körpers wahrgenommen und genießen können.« Das meine ich mit Yoga.

Das Versinken in der Orthodoxie stellt ein weiteres großes Hindernis im Erlernen und

Verstehen eines neuen Denksystems wie Yoga und Ayurveda dar. Es behindert die Anwärterin, zur Essenz zu stoßen und führt letztlich zu Frustration oder Bitterkeit. Vor allem westliche Anhänger glänzen darin, eifriger als ihre Meister agieren zu wollen. Daher die Redewendung, jemand sei »katholischer als der Papst«. Ein amerikanischer Gast, der mich in meinem Heim in Bombay besuchte, erzählte mir über sein erstes Zusammentreffen mit einem sehr berühmten Yogameister: Zu Hause in New York besuchte er das Yogazentrum des besagten Meisters. Am Eingang hing eine lange Liste mit strikten Anweisungen, wie sich ein Besucher oder Schüler an diesem Ort zu verhalten habe. Zum Beispiel waren »berauschende« Getränke wie Schwarztee oder Kaffee verboten.

»Und nun bin ich vor ein paar Tagen in einem kleinen Dorf in Südindien angekommen, wo ich den Meister persönlich treffe. Er schüttelt mir die Hand und sagt: ›Hey Mann, ich lade dich zu einem Tschai im Restaurant gegenüber ein!‹ Da sitzen wir dann in der Teestube und führen eine wunderbare Diskussion über Amerika, Indien und Gott, und ich denke im Hinterkopf: ›Eigentlich ist ja Teetrinken für Yogaleute streng verboten.‹«

Zurück zur eigenen Natürlichkeit

Einer meiner Ayurveda-Professoren, Dr. P. S. Rai, war auch ein bekannter Yogameister und Mystiker. Er hatte einen hübschen dicken Bauch und verstand sich auf die Genüsse des Lebens. Sein Charakter und spirituelles Ver-

ständnis waren beispiellos. Wir Europäer denken allzu oft, dass sich Spiritualität und Lebensfreude nicht miteinander vertragen. Dem ist nun überhaupt nicht so.

Beim Yoga werden keine Preise für perfekt ausgeführte Körperhaltungen ausgeteilt und ob jemand akrobatisch anmutende Stellungen ausführen kann oder nicht, wird kaum oder gar keinen Einfluss auf das Resultat haben. Wichtig ist, dass jede Kandidatin und jeder Kandidat erst einmal zu ihrer oder seiner konstitutionellen, sprich natürlichen Körperhaltung findet.

Sie wird von anatomischen und physiologischen Faktoren geprägt. Im Laufe des Lebens kann sie durch falsche Körperhaltung, einseitige Belastung, zu wenig oder zu intensiver sportlicher Tätigkeit ungünstig verändert werden – was leider immer mit einer Belastung für die eigene Immunität verbunden ist. Der erste Schritt bei Yoga und Ayurveda ist deshalb, zu sich selbst zu finden. Um Ihre natürliche Haltung aufzuspüren, helfen Ihnen der Konstitutionstest sowie die Anweisungen für die ersten Yogaübungen.

Einfach und individuell

In den letzten dreißig Jahren haben viele Menschen, die bei mir zur Ayurveda-Kur weilten, immens von Yoga profitieren können. Dabei galt es, Yoga dieser speziellen Situation anzupassen; es Menschen aller Altersgruppen zu vermitteln, die zum großen Teil noch nie eine Yogastunde mitgemacht hatten. Im Vordergrund stand, möglichst einfach zu praktizie-

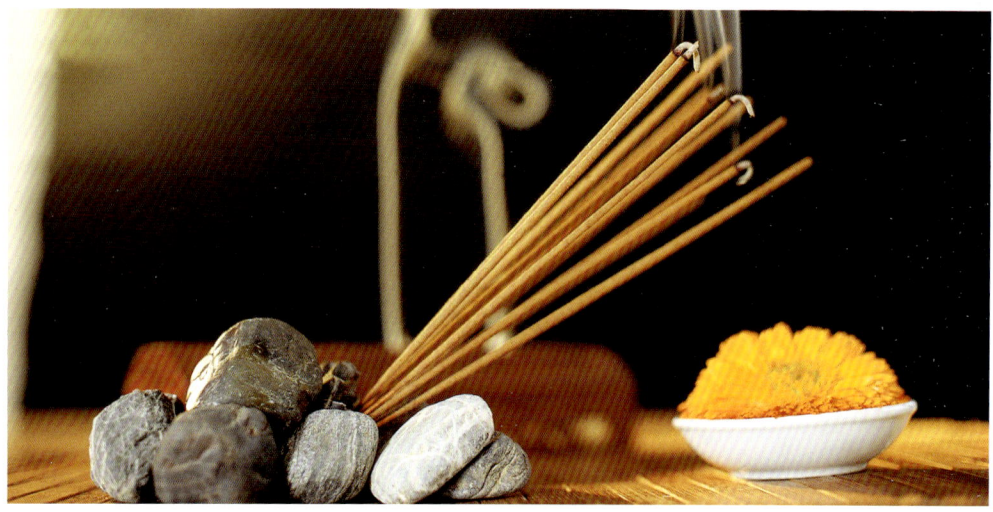

Eine angenehme Raumatmosphäre hilft Ihnen, zu innerer Gelassenheit zu finden.

rende Übungen auszusuchen oder zu entwickeln, die in ihrer Wirkung den konventionellen Asana (Yogahaltungen) in keiner Weise nachstehen. Das gilt vor allem für die kurativen Asana. Sie waren eine Art Krankenversicherung für die Yogis, die weitab von ärztlicher Versorgung und Rettungshubschraubern lebten. Sie wollten oder mussten unabhängig von der öffentlichen medizinischen Versorgung ihre Gesundheit schützen und sich bei Krankheit pflegen können.

Die klassische Yoga-Literatur bestätigt dieses Vorgehen: »Auf Grund der verschiedenen anatomischen Strukturen und der Krankheiten sind nicht alle Yogahaltungen für jeden geeignet, und ein Lehrer sollte die Übungen der Notwendigkeit anpassen« (Yogarahasya: Prakaranadhyayah, Vers 31).

Eine andere vedische Schrift, die Tschandogya Upanischaden (Tschandogya Upanischa-

den: Buch 12: »Das Selbst als Spiritus«) weisen auf den Nutzen von Yoga für die Bewusstseinsentwicklung hin und vertreten die These eines progressiven Spiritualismus: »Die höchste Wahrheit könne nicht in einem einzigen Riesenschritt erlangt werden.«

Selbstbestimmung statt Dogma

Die Türen zur Kräftigung der eigenen körperlichen und geistigen Immunität sind und bleiben immer offen. Jede oder jeder kann für sich selbst entscheiden, wann sie oder er einen Schritt durch diese Pforten machen möchte.

In diesem Sinne wünsche ich Ihnen, dass dieses Buch einen Beitrag zu Ihrem kompletten Wohlbefinden leistet.

Ihr Hans H. Rhyner

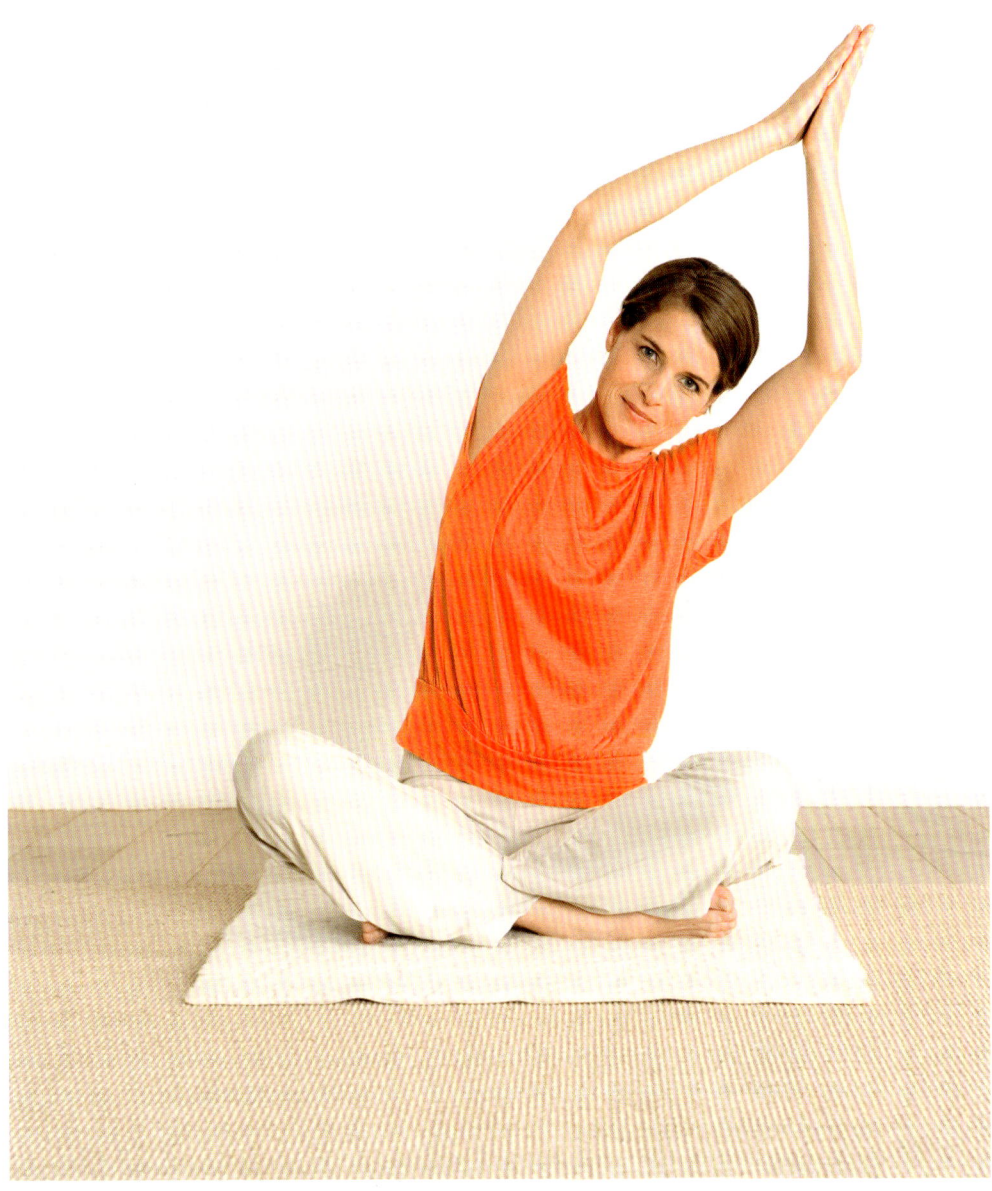

Für Yogaübungen brauchen Sie keine weitere Ausrüstung als Ihren eigenen Körper.

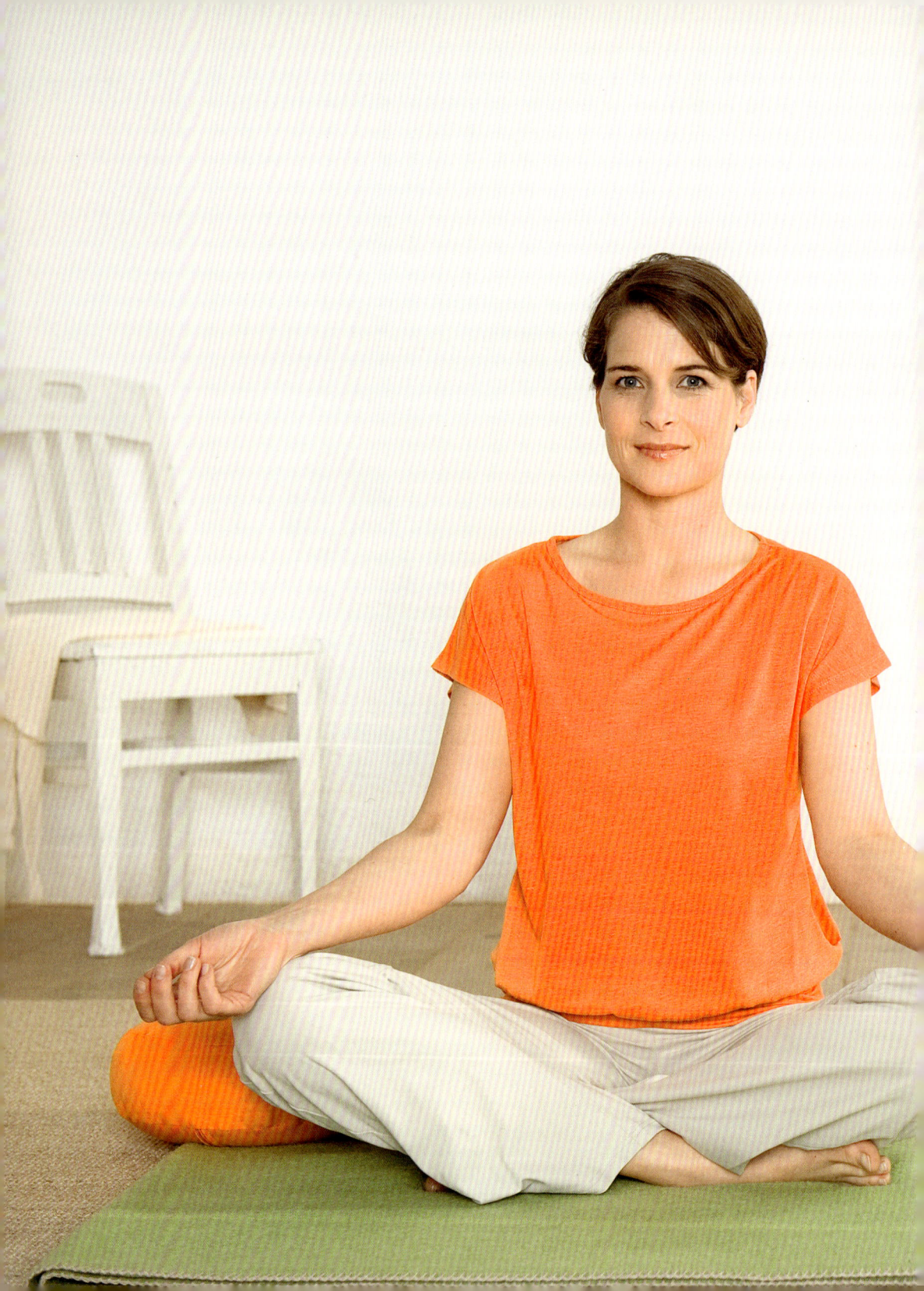

Ayurveda und Yoga

Ayurveda und Yoga sind Teile eines Ganzen – eines umfassenden Gesundheits-

systems, das den Menschen als eine Einheit von Körper, Geist und Seele be-

greift. Eine kurze Einführung in die Grundlagen erklärt, wie Sie mit einfachen

und natürlichen Methoden Ihr Selbst erkennen und Ihr Wohlbefinden erhalten

und steigern können.

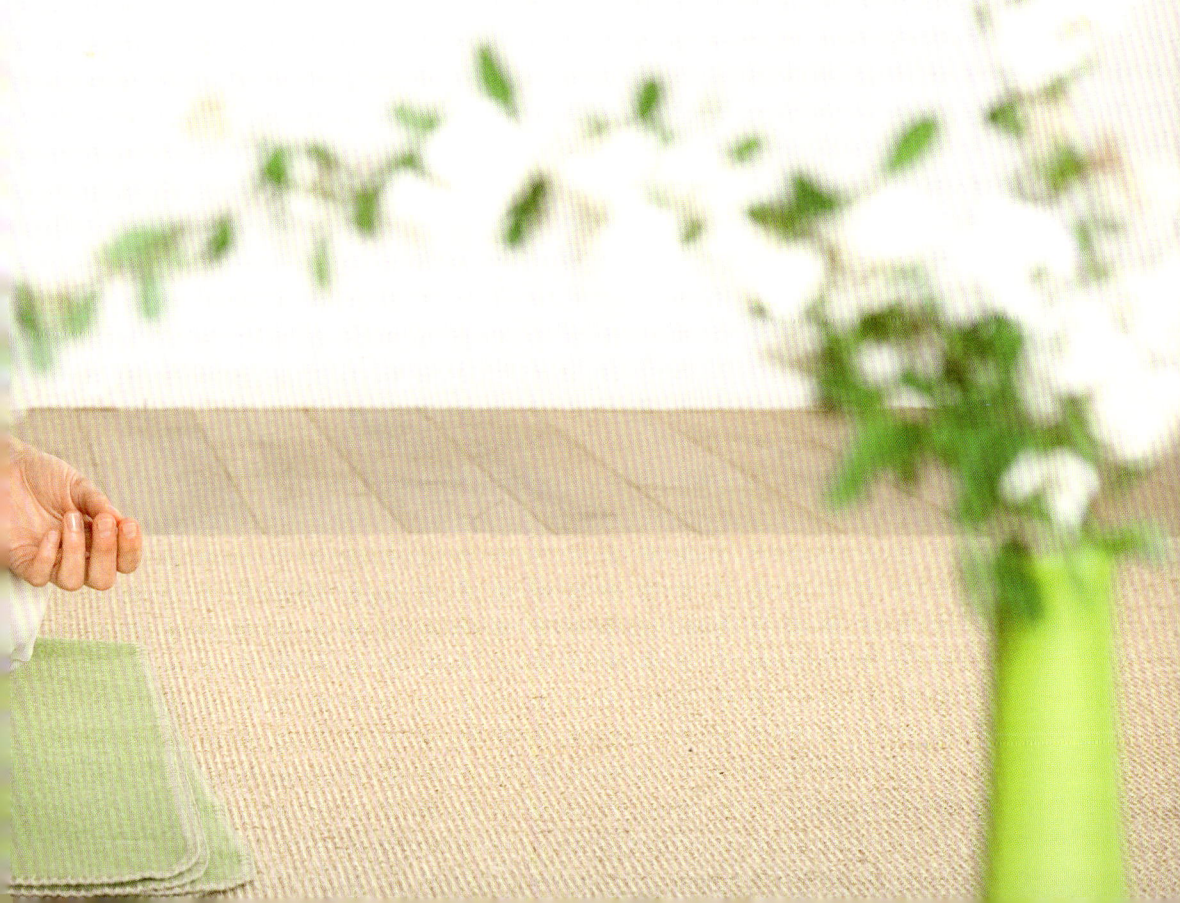

Investieren in die eigene Gesundheit ...

... anstatt in Krankheit, lautet das Motto von Ayurveda und Yoga! Die Natur versucht zwar ihr Bestes, um das psychosomatische Gleichgewicht zu erhalten. Doch sind ihr Grenzen gesetzt. Berufliche und private Ziele müssen innerhalb dieser Grenzen liegen.

Wir können sie erst erweitern, nachdem wir unsere körperlichen und psychischen Ressourcen vermehrt haben.

Energie im Gleichgewicht

Höchstleistung ist nur dann möglich, wenn sich die körperlichen und geistigen Kräfte im Spitzenzustand befinden. Eine drittklassige Ernährung und Lebensstil führen unweigerlich zu einem starken Ungleichgewicht zwischen dem tatsächlichen Kräftepotenzial und dem Energieverbrauch. Ist der Verbrauch höher als das Potenzial, so ist das selbstzerstörerisch – Schlagwort Burnout!

Das richtige Maß finden

Menschen mit starkem Willen machen oft den Fehler, dass selbst wenn sie sämtliche Reserven aufgebraucht haben, sie weiterhin gegen alle Vernunft und Warnsignale ankämpfen: »Ich muss es schaffen – um jeden Preis« oder »Ich muss meinen inneren Schweinehund überwinden«. So lautet das ungesunde Motto solcher sinnesfeindlichen Leistungsjunkies. Es ist ganz einfach: Ohne Immunfitness von

Körper und Psyche kann kein Lebensziel erreicht werden.

Es geht weder bei Yoga noch Ayurveda darum, mit erhobenem Zeigefinger zu drohen. Grundsätzlich ist alles erlaubt, was nicht selbstzerstörerisch wirkt. Die Grenzen können Sie immer weiter stecken – aber erst nach getaner Arbeit! Bauen Sie zuerst Ihre körperlichen und emotionalen Kräfte kontinuierlich auf. Sie müssen nicht auf Eroberungszüge gehen. Wenn es Ihnen gut geht, liegt Ihnen eh die ganze Welt zu Füßen.

Nun werden die Herumsitzer denken: Aha, wir haben Recht mit unserem Müßiggang! Dem ist natürlich nicht so. Seine Kräfte nicht zu nutzen kann genauso schädlich sein wie das Übermaß. Körperliche Arbeit im Beruf oder Haushalt trainiert die physischen Strukturen nicht gleichmäßig und kann deshalb ausgleichende Übungen wie Yoga nicht ersetzen. Das richtige Maß zu finden ist zwar eine durchaus komplexe Angelegenheit, aber in jedem Fall nachvollziehbar.

Die ganze Lebenshaltung zählt

Wie kann Gesundheit erreicht werden? Ein buddhistischer Mönch und berühmter Arzt hat vor über 2000 Jahren dazu diesen Ratschlag erteilt:

»Nur die Menschen, die sich ohne Unterbruch gesund ernähren und verhalten, die bei allem zwischen Gutem und Schlechtem unterscheiden und danach handeln, die nicht allzu sehr an die Sinnesobjekte angehaftet sind, die uneigennützige Gewohnheiten entwickeln, die alle als gleichwertig betrachten, die nur die Wahrheit sprechen und eine verzeihende Natur besitzen, werden frei von Krankheit.« (Vagbhata: Ashtanga Hridaya, Sutra Sthana)

In modernes Deutsch übertragen könnten wir sagen: Ohne Fleiß kein Preis. Es reicht nicht, nur ab und zu gesund zu speisen; Konstanz ist gefordert und das Tag für Tag.
Beispiele für eine ungesunde Lebensweise sind ungenügender und unregelmäßiger Schlaf oder starkes Rauchen. Die meisten wissen intuitiv, was gut und was schlecht für sie ist. Das Problem liegt darin, dass man sich nicht daran hält.
Was es bedeutet, zu stark an materielle oder Sinnesobjekte angehaftet zu sein, zeigt uns der Fisch. Er ist ganz gierig auf den Wurm, was sich der Fischer zu Nutze macht – der Fisch landet an der Angel! Die Sinnesorgane sollten nicht als Autopilot für die Lebensrichtung fungieren. Es gilt, in jeder Situation zwischen lebensbejahenden und selbstzerstörerischen Verhalten zu diskriminieren. Frei nach Shakespeare: Es geht bei jeder Entscheidung um »to be or not to be«.

Ethisches Verhalten und Gesundheit

Interessant ist der Zusammenhang zwischen ethischem Verhalten und Gesundheit. Unwahrheiten erschweren unseren sozialen Um-

gang und verursachen Stress, denn es ist unmöglich, sich an alle Lügen zu erinnern, die wir verschiedenen Menschen aufgetischt haben. Man muss dazu immer mehr und neue Lügengeschichten erfinden. Das verursacht extremen psychischen Stress. Der gesundheitliche Bezug ist offensichtlich. Wenn wir nicht verzeihen können, bleibt stets ein dunkler Schatten über unseren Beziehungen und in unserem Herzen hängen, was es dann schier unmöglich macht, anderen jemals wieder vertrauen zu können. Auch hier ist die Auswirkung auf die Psychoimmunität ausschlaggebend.
Verachtung oder gar Rassismus ist, wenn wir nicht alle als ebenbürtig betrachten. Damit ist auch der Respekt vor dem Tier- und Pflanzenreich gemeint. Durch eine derartig verachtende Einstellung können Situationen entstehen, die auch unsere Gesundheit gefährden,

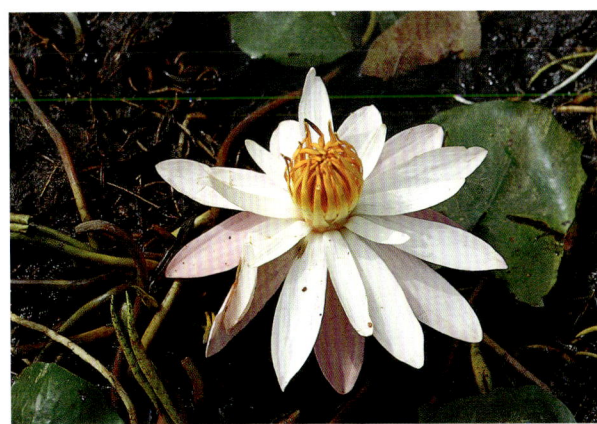

Symbol für die Glücksgöttin Lakshmi Devi: die Lotusblume. Im Yoga trägt eine Asana den Namen Lotussitz, weil die verschränkten Beine bei dieser Stellung den übereinander lappenden Blütenblättern ähneln.

wie wir durch leidvolle Erfahrung wissen: Jeder, der einmal ein Beef tartare gegessen hat, zittert heute um sein Leben: Wann werden die BSE-Erreger in meinem Organismus zuschlagen? Ein Entfernen von natürlichen Prinzipien ist immer mit Folgen belastet.

Verantwortung für die eigene Gesundheit übernehmen

Weiter rät uns derselbe Experte, wirklich alles zu tun, was in unserer Macht steht, um gesund zu bleiben. Denn wenn wir erst einmal in die Hände der Ärzte geraten, sei es um uns geschehen! Unser ganzer Reichtum gehe dabei verloren. Es war anscheinend immer schon teuer, zum Arzt zu gehen und es wird auch in Zukunft so bleiben.

Wie kann ein Laie beurteilen, ob eine kostspielige Behandlung sinnvoll ist oder nicht, und wie weit sind durch das eigene Fehlverhalten irreparable Schäden an den Organen entstanden? So können und dürfen wir nicht länger ignorieren, dass wir die Verantwortung und Initiative für unsere Gesundheit in die eigenen Hände nehmen müssen. Der Aufwand lohnt sich auf jeden Fall. Sie erhalten körperliche und psychische Widerstandskräfte sowie eine verbesserte Lebensqualität und gelangen in den Genuss, Ihre ganze Lebensspanne bei voller Vitalität zu erfahren.

Vorbeugung ist Ihre Aufgabe!

Die Antwort auf die Frage, die zu Beginn dieses Kapitels gestellt wurde, nämlich wie viel ein Individuum dafür tun kann, um gesund zu werden und zu bleiben, lautet: In der Medizin beträgt der Beitrag des Patienten 25 bis 50 (Caraka Samhita, Sutra Sthana) Prozent. In der Prävention liegt dieser Beitrag viel höher, nämlich bei 90 %. Ich meine, das sind hervorragende Aussichten.

Grundlagen des Wohlbefindens

Gesundheit entsteht durch das harmonische Zusammenwirken von Körper, Sinnesorganen, Psyche und Bewusstsein. Die menschliche Existenz hängt von diesen Faktoren ab, die ihrerseits extrem komplexe Strukturen bilden. Deshalb lautet der Ratschlag von Yoga und Ayurveda, sich immer zuerst als Ganzes zu erfühlen und sich nicht in der Komplexität zu verlieren.

Der Mensch besteht zwar aus einer Vielzahl von Organen, die aus Millionen von Zellen und die wiederum aus Milliarden von Atomen und diese nochmals aus so vielen subatomaren Partikeln bestehen, dass einem alleine von dieser Vorstellung bange werden könnte. Aber kann man deshalb sagen: Ich bin dieses Organ oder jenes Partikel? Nein, so wenig, wie man das von seiner Psyche behaupten kann. Ich habe zwar einen bestimmten Gedanken oder eine Empfindung. Deshalb bin ich aber noch lange nicht dieser Gedanke oder diese Empfindung. Was die Sinnesorgane und deren Funktionen betrifft, so gilt das Gleiche: Ich kann zwar riechen und sehen, aber ich bin nicht das Riechen und Sehen. Wer also ist der mysteriöse Beobachter und

Wahrnehmer, der dieses Ich-Gefühl hervorruft? Wir nennen es Bewusstsein, das wahre Selbst, die Antimaterie oder die Seele. Sich als Mensch zu fühlen entsteht aus dem faszinierenden Zusammenspiel von Materie und Bewusstsein.

Selbstständig denken und handeln

Beim Lesen dieser Zeilen haben Sie Gedanken über ein existenzielles Thema angestellt. Das bedeutet, Sie haben philosophiert. Philosophie ist nicht etwas Abgehobenes oder nur etwas für so genannte kluge Leute. Philosophie ist für alle da, denn wir alle machen uns Gedanken über den Sinn des Lebens. Es ist gesund und fördert die eigene Kritikfähigkeit. Wenn wir das nicht tun, dann schieben wir unsere existenziellen Probleme vor uns her wie ein Schneepflug. Irgendwann wird die Last zu groß. Wir bleiben stecken und dies meist im ungünstigsten Moment.

Emotionale und spirituelle Intelligenz
Oft kommt es vor, dass intelligente und erfolgreiche Menschen in grundlegenden Lebensfragen völlig versagen.
Wieso? Weil sie den gesunden Instinkt, die emotionale und spirituelle Intelligenz so lange unterdrückt und ignoriert haben. Die Praxen von Ganzheitsmedizinern und Psychologen werden überschwemmt mit Patienten oder deren Angehörigen, die urplötzlich aus dem normalen Alltag zu bizarren Weltanschauungen gewechselt oder durch Mitglied-

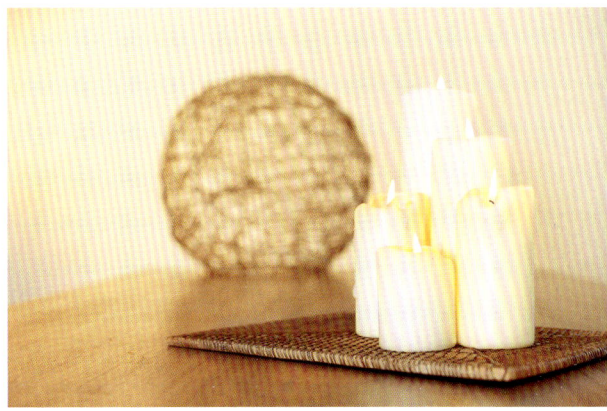

Das Licht ist eine essenzielle Kraft. Daher sind brennende Kerzen hervorragend als Meditationsobjekt geeignet.

schaft in sektiererischen Organisationen Realitätssinn und Differenzierungsvermögen verloren haben. Deshalb mein eindringlicher Rat: Setzen Sie sich täglich mit den grundlegenden Themen Ihres Lebens auseinander und üben Sie Ihre Kritikfähigkeit: Sitzt da eine giftige Schlange aufgerollt in der dunklen Ecke und wartet darauf, Sie zu attackieren, oder ist es lediglich ein harmloses Stück Tau? Wenn Sie nun denken, es handelt sich um eine gefährliche Schlange, dann erleiden Sie größte Ängste, völlig unabhängig davon, ob es sich wirklich um eine Schlange oder nur um ein Stück Tau handelt; das Leiden bleibt real!
Die Leidensursache kann realer oder nicht realer Natur sein, und die Philosophie kann uns dabei helfen, Wirklichkeit und Fiktion voneinander zu trennen, Leiden, Stress und Ängste zu mindern sowie Betrügern das Handwerk zu legen.

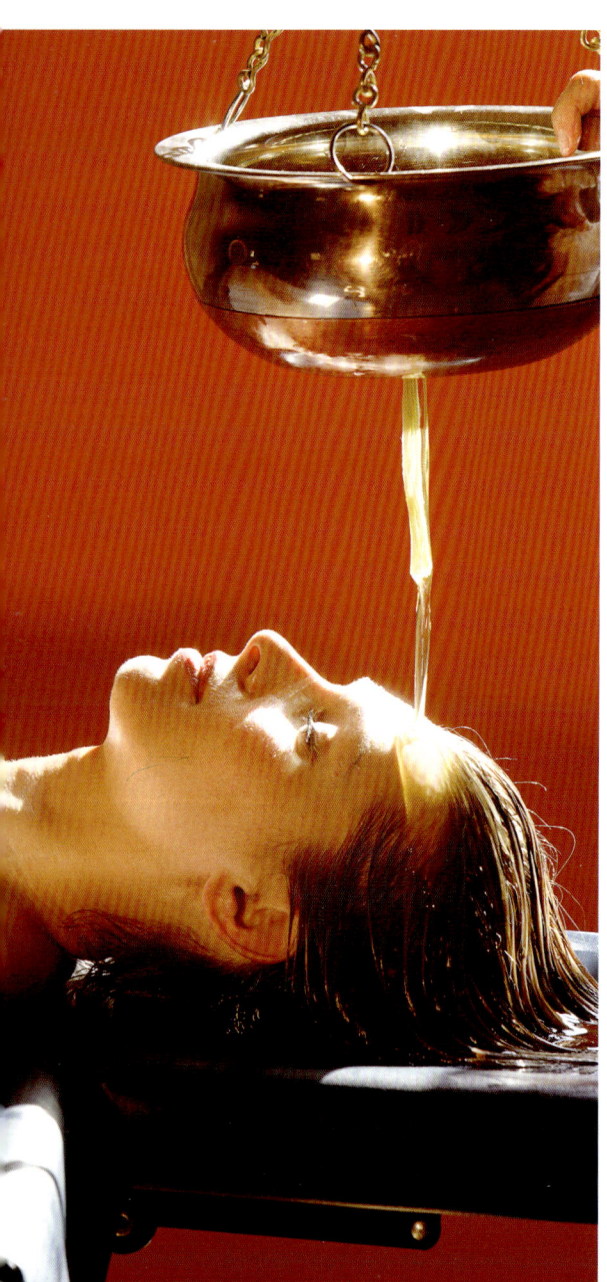

Auch im Westen entdecken immer mehr Menschen die heilsame Kraft von Ayurveda-Anwendungen. Hier der Stirnguss.

Die Ziele des Yoga

Yoga und Ayurveda, diese beiden jahrtausendealten Gesundheitssysteme, dienen den Menschen seit jeher bei der Bewältigung ihrer existenziellen und gesundheitlichen Probleme. Eigentlich müsste man an dieser Stelle hinzufügen, dass jede gesundheitliche Störung natürlich auch ein existenzielles Problem ist und ein existenzielles ein gesundheitliches Problem, vorausgesetzt, man sieht den Menschen wie in der Ayurveda-Medizin als Einheit von Körper, Geist und Seele. Diese beiden Systeme sind etwa zur gleichen Zeit entstanden. Doch auch damals bedurfte es der handfesten Zweckdienlichkeit, um jemanden zum Praktizieren von Yoga zu bewegen. Natamuni, ein bekannter Yogameister der Antike, meinte, dass Yoga zwei Arten von Früchten trage: den materiellen und den spirituellen Nutzen (Yogarahasya: Prakaranadhyayah, Sloka 5). Weiter sagt er, dass die Menschen sich erst wirklich um den wahren Zweck von Yoga bemühen, wenn sie möglichst bald einen Gewinn erfahren können, wie die Beseitigung von Krankheiten oder das Mindern von Leiden im Allgemeinen. Der Hauptverdienst von Yoga sei jedoch ein fest verankerter Geist, Freiheit von sämtlichen Leiden, ein langes Leben und Hinwendung zum Allmächtigen (Yogarahasya: Prakaranadhyayah, Sloka 86).

Das sind hohe Ziele. Mit unserer Geburt in diese Welt erhalten wir aber alle das Recht, diese Ziele zu erreichen. Deshalb ist der Einsatz von Yoga zu gesundheitlichen Zwecken gerechtfertigt.

Ayurveda – das Jahrtausende alte Gesundheitssystem

Das Bestreben von Ayurveda war schon immer, Krankheiten zu vermeiden und, wo dies nicht mehr möglich war, diese zu beseitigen! Das Besondere von Ayurveda ist, dass bei der Behandlung von Krankheiten stets auch die Konstitution eines Patienten berücksichtigt wird. Das kann zur Folge haben, dass verschiedene Menschen mit gleicher Erkrankung recht unterschiedlich behandelt werden. Dieses Vorgehen verspricht mehr Erfolg, als wenn nur die Krankheit oder vielleicht noch Körpergewicht, Geschlecht und Alter in Betracht gezogen würden.

Die fünf Grundelemente

Die individuellen Konstitutionen der Ayurveda beruhen auf der These der fünf Grundelemente Erde, Wasser, Feuer, Wind und Raum. Sowohl die Welt um uns herum wie auch die Innenwelt unseres Organismus besteht aus diesen Elementen oder Partikeln. Auf Grund ihrer spezifischen Eigenschaften lässt sich jede Substanz analysieren, indem sie mit den unterschiedlichen Eigenschaften der fünf Elemente verglichen wird. Wo wir Hitze und Umwandlungen beobachten können, ist das Feuer-Element vorherrschend. Wo Bewegung und Informationsaustausch stattfinden, wirkt das Wind-Element. So besitzt jedes der Elemente grundlegende Eigenschaften. Basierend auf der These der Grundelemente ist später das Konzept der drei Bioenergien

Vata, Pitta und Kapha entstanden. Sie werden als krank machende Faktoren bezeichnet, weil sie, wenn im Ungleichgewicht, gesundheitliche Störungen verursachen können (Caraka Samhita: Sutra Sthana, Kapitel 1, Vers 57).
Sind sie hingegen ausgeglichen, erhalten sie den gesunden Zustand und stärken das Immunsystem. Die Vorgehensweise zur Bestimmung der involvierten Bioenergien beim Krankheitsprozess oder bei der Bestimmung der Grundkonstitution bleibt gleich.
Die Eigenschaften des gegenwärtigen Zustands oder der Symptome werden bestimmt und den entsprechenden Bioenergien (Dosha) zugeordnet. Die Tabelle auf S. 18 zeigt die Eigenschaften der drei Bioenergien, die Elemente, aus denen sie sich zusammensetzen, und deren normale Funktionen.

Einflüsse auf die Bioenergien

Wieso sind die Charakteristiken (und Funktionen) der Elemente so wichtig? Sie machen verständlich, dass Zustände um uns herum, unsere Nahrung oder unsere Lebensführung die einzelnen Bioenergien verstärken oder abschwächen können. Wenn draußen beispielsweise ein heftiger kalter Wind tobt, dann wissen wir, dass dieses Wetter die Bioenergie Vata verstärken wird. Wärme hingegen wird der Vata-Konstitution gut tun. Eine heiße, nahrhafte (fette) Suppe wird erhöhtes Vata schnell besänftigen, denn die Eigenschaften dieser

Charakteristiken und Funktionen der Grundelemente

Bioenergie (Dosha)	Vorherrschende Grundelemente	Charakteristiken	Normale Funktionen
Vata	Äther & Wind	• leicht, kalt, durchdringend, rau, flüchtig, trocken, nicht klebrig • ohne Farbe und Geschmack	Enthusiasmus, Einfallsreichtum, Artikulation, Bewegung, Bildung von Körpergewebe, Ausscheidung
Pitta	Feuer (& Wasser)	• heiß, beißend, flüssig, leicht fettig, sauer, scharf, beweglich, nicht klebrig • von roter, gelber und grüner Farbe	Intelligenz, Ausstrahlung, Glücksgefühl, Sehvermögen, guter Appetit, normaler Hunger, Durst, Körpertemperatur
Kapha	Wasser & Erde	• schwer, kühl, weich, fettig, süß, bewegungslos, klebrig, träge, schleimig • von weißer Farbe	Toleranz, Geduld, Großzügigkeit, Kraft, Ausdauer, Potenz, Fruchtbarkeit, Zusammenhalt, Schmierung (Gelenke, Schleimhäute)

Speise sind denjenigen von Vata, nämlich trocken, kalt, rau und leicht, genau entgegengesetzt. Kaltes aber verstärkt diese Bioenergie und schadet ihr. Sie sehen, es ist wirklich einfach, mithilfe dieser Regeln einen Zustand zu bestimmen und dann das Richtige zu tun.

Die Konstitution erkennen und fördern

Sowohl in der Natur wie in unserem Körper vermischen sich die Eigenschaften der einzelnen Bioenergien. Trotzdem können wir ziemlich genau bestimmen, ob gerade eine oder zwei Bioenergien vorherrschen oder ob sie sich alle im Einklang befinden. Ein perfektes Gleichgewicht bedeutet nicht, dass sich die Bioenergien genau im gleichen Verhältnis zueinander befinden. Wenn das zuträfe, wäre diese Welt ein langweiliger Ort, denn jeder von uns wäre dem anderen gleich.

Die geringe Abweichung der Bioenergien in ihrem Verhältnis zueinander, welche in sich selbst keine krank machenden Faktoren produziert, macht unsere individuelle Konstitution aus. Sie besteht bereits bei unserer Geburt und begleitet uns durch das ganze Leben. Diese Konstitution gilt es zu erkennen, damit wir unsere Ernährung und Verhaltensweise darauf einstellen können.
Eine solche Vorgehensweise optimiert auch die Wirkung von Yogaübungen. Eine Kombination von Ayurveda mit Yoga verstärkt die positiven Auswirkungen und verbessert das Aufwand-Nutzen-Verhältnis beträchtlich. Das ist sehr wünschenswert, denn die Zeit läuft uns allen davon. Wenn wir mit weniger Aufwand Gleiches oder mehr als bisher erreichen können, dann haben wir einen zusätzlichen Anreiz, solche Übungen in unsere Tagesroutine einzuplanen.

Der Dosha-Fragebogen

Ayurveda unterschiedet zwischen sieben körperlichen Grundkonstitutionen, die die Reaktionsbereitschaft des Körpers auf innere und äußere Faktoren bestimmen. Sie hängt davon ab, ob eine, zwei oder alle drei Bioenergien den Organismus dominieren. Es gibt drei Gruppen:

- **Singulär** (eine Bioenergie dominiert): Vata-Typ, Pitta-Typ, Kapha-Typ
- **Dual** (zwei Bioenergien dominieren): Vata-Pitta-Typ, Pitta-Kapha-Typ, Vata-Kapha-Typ
- **Trial** (alle drei Bioenergien sind ausgeglichen): Tridosha-Typ

Wie können Sie mehr über Ihre Grundkonstitution erfahren? Dazu finden Sie anschließend einen einfachen Fragebogen. Suchen Sie die Antworten aus, die am ehesten auf Sie zutreffen. Dabei sollten Sie Ihre Gewohnheiten längerfristig beurteilen. Wenn Sie zum Beispiel erst seit ein paar Tagen unter Durchfall leiden, sonst aber normalen, gut geformten Stuhl haben, sollten Sie nicht die Spalte mit Durchfall ankreuzen, sondern den Normalfall. Wenn zwei oder drei Antworten zutreffen, dann markieren Sie alle drei.
Sind Sie unsicher, dann können Sie den Test wiederholen, wenn Sie völlig gesund sind. Addieren Sie zum Schluss die Antworten in den einzelnen Spalten.

Welcher Konstitutionstyp bin ich?

	Eigenschaften 1	Eigenschaften 2	Eigenschaften 3
Körperbau, Körpergröße	schlank, hochgewachsen oder sehr klein	mittelgroß, mit regelmäßigen Konturen	untersetzt und kräftig oder groß und kräftig
Schultern	schmal	mittel	breit
Hände und Finger	schmal, lang, leicht unregelmäßig	mittelgroß, sehr regelmäßig	breit, regelmäßig, eher kurz
Handgelenke	schmal	mittel	breit
Gelenke	gut sichtbar, nicht kräftig	mittlere Stärke	groß, kräftig
Füße	unregelmäßig, schmal, eher lang	sehr regelmäßig, klein bis mittelgroß	breit, regelmäßig
Haut	trocken, kalt, Venen gut sichtbar	fein, warm, Sommersprossen, Muttermale	weich, feucht, kühl
Haare	dünn, trocken, mittlere Dichte, mittelhoher Haaransatz	seidig, leicht fettig, hoher Haaransatz	dick, weich, dicht, leicht ölig, niedriger Haaransatz

Fortsetzung nächste Seite

Welcher Konstitutionstyp bin ich?

	Eigenschaften 1	Eigenschaften 2	Eigenschaften 3	
Nägel	dünn, länglich, leicht unregelmäßig	dünn, mittelstark und -groß, regelmäßig, rosa	dick, breit, regelmäßig, weiß	↑ i2
Augen	unruhig, trocken, schmal	durchdringend, feucht, mittelgroß	ruhig, feucht, groß	∧
Zähne	unregelmäßig, von unterschiedlicher Größe	regelmäßig, von mittlerer Größe	regelmäßig, groß	∧
Zunge	dünn, schmal, dunkleres Rosa	mittelstark, weich, rosa bis rot	dick, breit, feucht, hellrosa	↑ i2
Appetit	unregelmäßig, isst wenig oder übermäßig	stark, isst viel	gering, isst wenig	∧
bevorzugte Nahrung	warm, süß, sauer, salzig	kalt und warm, süß, bitter	warm, würzig, leicht	3
Verdauung	unregelmäßig	schnell	träge	∧
Durst	wechselnd, trinkt mittel	groß, trinkt viel	gering, trinkt wenig	∧
Stuhlgang	hart, wenig, kleine Stücke, Neigung zu Verstopfung	weich, gelblich, moderate Menge, Neigung zu Durchfall	geformt, viel, regelmäßig, nicht oft, aber nicht verstopft	∧
Urin	wenig, öfter	viel, starker Geruch, öfter	viel, hell, nicht oft	∧
Schweiß	wenig	stark	moderat	∧
Körpergeruch	keiner	unangenehm	angenehm	∧
Sprache	leise, redet gern	hohe Stimme, selbstbewusst	moderat, melodiöse Stimme	∧
Schlaf	wenig, leicht, unterbrochen	mittel, Schwierigkeiten beim Einschlafen	tief, lang	∧
Sexualität	zwischen sehr entsagt bis extrem aktiv schwankend	aktiv, leidenschaftlich	stark, ausdauernd	∧
Gewicht	gering	mittel, kann zu- und abnehmen	gut, nimmt leicht zu	↑ i2
Summe	2∧	6	∧	

Auswertung des Konstitutionstypen-Tests auf den Seiten 13/14

- Wenn die Spalte »Eigenschaften 1« die meisten Punkte aufzeigt, haben Sie eine Vata-Konstitution.
- Wenn die Spalte »Eigenschaften 2« die meisten Punkte aufzeigt, haben Sie eine Pitta-Konstitution.
- Wenn die Spalte »Eigenschaften 3« die meisten Punkte aufzeigt, haben Sie eine Kapha-Konstitution.
- Wenn Sie bei »Eigenschaften 1« und »Eigenschaften 2« gleich viele und am meisten Punkte haben (+/−2 Punkte), haben Sie eine Vata-Pitta-Konstitution.
- Wenn Sie bei »Eigenschaften 1« und »Eigenschaften 3« gleich viele und am meisten Punkte haben (+/−2 Punkte), haben Sie eine Vata-Kapha-Konstitution.
- Wenn Sie bei Spalten »Eigenschaften 2« und »Eigenschaften 3« gleich viele und am meisten Punkte haben (+/−2 Punkte), haben Sie eine Kapha-Pitta-Konstitution.
- Wenn alle drei Spalten gleich viele Punkte aufzeigen (+/−2 Punkte), haben Sie eine Tridosha-Konstitution.

Beschreibung der sieben somatischen Konstitutionstypen

- **Der Vata-Typ**

Er besitzt einen feinen, leichten Körperbau, geringere Ausdauer, geht Dinge schnell und mit Begeisterung an, ist aktiv, kreativ, hat einen Hang zum Mystischen und Asketischen, eine schnelle Auffassungsgabe und das beste Kurzzeitgedächtnis, ist eigentlich ein guter Esser – hat aber meistens Wichtigeres zu tun, hasst Kälte und liebt Hitze.

- **Der Pitta-Typ**

Dieser Typ besitzt ausgeglichene körperliche Strukturen, mittlere Ausdauer und ein mittelgutes Gedächtnis, ist zielstrebig, unternehmungslustig, mutig und mit Hang zu Ungeduld, hat ein Flair für Technik und Analytik, starken Hunger, kann Mahlzeiten schlecht ausfallen lassen, hat eine Abneigung gegen intensive Hitze, ist kritisch und emotional.

- **Der Kapha-Typ**

Dieser Typ hat einen kräftigen Körperbau, gute Ausdauer, geht Dinge methodisch und ohne Eile an, ist schwer aus der Ruhe zu bringen und zu bewegen, besitzt das beste Langzeitgedächtnis, geringen Hunger, langsame Verdauung, hat Neigung zu glatter, heller Haut, kräftigem Haar und ist tolerant gegenüber Hitze und Kälte.

- **Der Vata-Kapha-Typ**

Dieser Typ ist meist groß und athletisch, besitzt einen starken Bewegungsdrang, sucht die Wärme, hat – wenn in Bewegung – einen guten, sonst eher mäßigen Appetit, ist sehr sensibel, obwohl die Umwelt diesem »Riesen« das nicht zutraut, hat sowohl eine schnelle Auffassungsgabe als auch ein gutes Gedächtnis.

- **Der Vata-Pitta-Typ**

Er hat eine mittlere bis große Statur und ist schlank, kreativ, extrem sensibel, nimmt die

Welt intensiv wahr und lebt ebenso intensiv – oft bis zur völligen Erschöpfung, kann viel essen, ohne zuzunehmen, interessiert sich grundsätzlich für alles, ist sportlich und kommt oft nicht zu Ruhe.

● **Der Pitta-Kapha-Typ**

Dieser Typ besitzt eine gute Grundimmunität, hat eine stabile Struktur, aber auch ein feuriges Temperament, bewegt sich mäßig bis wenig, isst gerne gut und viel, was sich beim Gewicht zeigt, mit etwas Einsatz kann er aber schnell wieder abnehmen, ist herzlich, aber manchmal etwas unbeweglich.

● **Der Tridosha-Typ**

Er hat in sich alle drei Faktoren gleich verteilt, damit ist er sehr ausgeglichen, besitzt eine gute Immunität – körperlich wie geistig –, auch die körperlichen Strukturen sind sehr harmonisch, er verträgt jede Art von Einseitigkeit überhaupt nicht.

Nun, da feststeht, welcher Konstitution Sie zugehören, können Sie die Empfehlungen (siehe Seite 21 ff.) betreffend Ernährung, Lebensstil und Selbstbehandlungen optimal auf Ihre Bedürfnisse abstimmen. Damit erreichen Sie mit wenig Aufwand maximalen Nutzen.

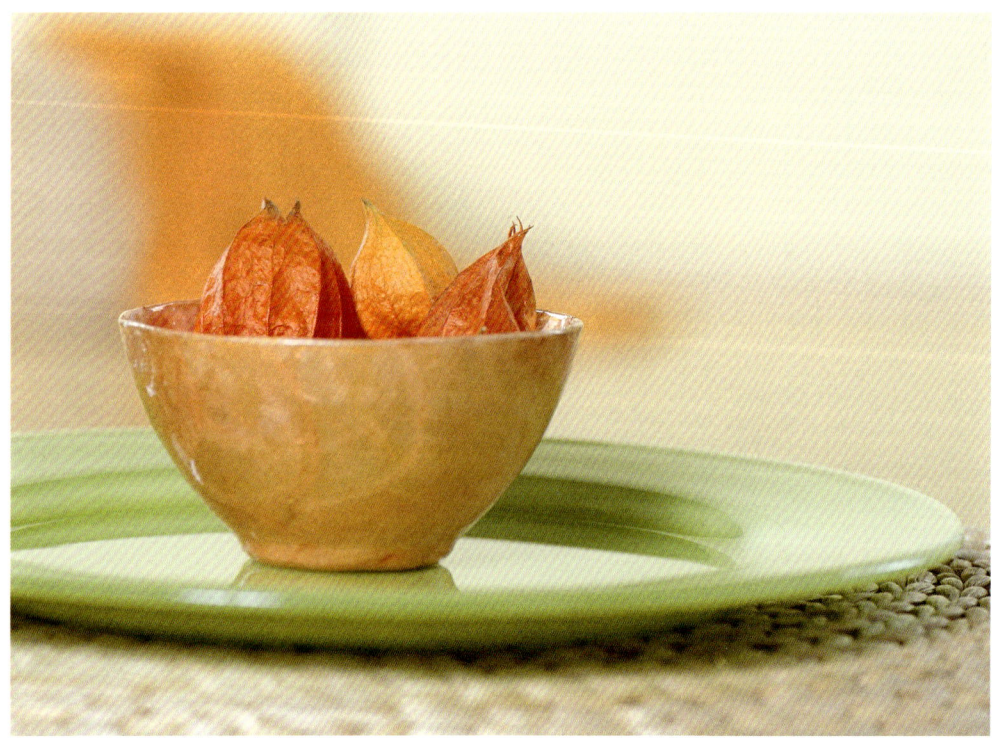

Wie unsere Sinne und unser Körper auf die äußere Natur reagieren, bestimmt unsere individuelle Grundkonstitution.

Yoga – mehr als nur körperliche Bewegung

Die Bedeutung von Yoga innerhalb und außerhalb der vedischen Kultur kann wie folgt erklärt werden: Stellen Sie sich eine Welt vor, in der alle vedischen Schriften, einschließlich der Wissenschaften wie Ayurveda (Medizin), Physik, Chemie, Mathematik, Astronomie, Kampfkunst, Diplomatie, Poesie, Musik, Tanz, Dramaturgie, Architektur, Kosmologie, Metaphysik und unzählige kulturelle Errungenschaften nicht mehr existieren. Lebte in dieser dunklen und geistig verarmten Welt ein Yogi, der den perfekten spirituellen Zustand erreicht hat, würde aus seinem Munde all dieses Wissen wieder fließen und neue Zivilisationen könnten daraus entstehen.

Wissen und Erkennen

Wie ist so etwas möglich? Yoga wird von seinem Begründer Patanjali als »Kontrolle über das psychische Feld« definiert (Patanjali: Yoga Sutra 1.2). Dabei wird das volle Bewusstseinspotenzial aktiviert, das sich in drei Perfektionseigenschaften äußert:
- vollkommenes Wissen,
- das Ruhen des wahren Selbst in seiner eigenen Natur und
- ein bewusstes Sein ohne Anfang und Ende.

Ein Yogi besitzt deshalb jederzeit Zugang zu allem Wissen. Es ist ja nicht so, dass Wissen allein durch unsere Bemühungen entsteht, so wie Amerika in seiner ganzen Vielfalt existierte, bevor es von Europäern entdeckt wurde. Ein schönes Beispiel in unserem Kulturkreis für dieses »Anzapfen« an das perfekte existierende Wissen ist Hildegard von Bingen, die ihre Visionen niederschreiben ließ. Solche Menschen hat es in allen bekannten Kulturen gegeben.

Was ich mit dem Gesagten ausdrücken möchte, ist die primäre Bedeutung von Yoga für die Gesellschaft als Ganzes wie auch für ein Individuum. Aber wir müssen nicht unser ganzes Leben dem Yoga widmen, um von diesem Schatz profitieren zu können. Selbst kleine Schritte bringen überraschende Resultate. Trotzdem sollen wir uns der hervorragenden Bedeutung von Yoga immer bewusst sein und es nicht als modische Gymnastikübung oder als fernöstliche Esoterik betrachten.

Das Wesen der Meditation

Noch ein paar Worte zum Begriff der Meditation und zu dem Objekt von Meditation in der klassischen Yoga-Literatur. Bei jedem Meditieren geht es um die Stabilisierung des mentalen Feldes. Dazu eignet sich jeder Prozess, durch welchen der Geist eine feste Stütze findet, und grundsätzlich jedes Objekt, auf welches die ganze Aufmerksamkeit fokussiert werden kann (Patanjali: Yoga Sutra 1.39). Das ist eine klare Aussage. Trotzdem streiten sich die Kommentatoren über die Interpretation dieses wohl unmissverständlichen Textes seit ein paar tausend Jahren. Menschen haben verschiedene Neigungen und deshalb kann auch das Objekt ihrer Meditation variieren. Naheliegend war immer eine Lichtquelle, wie der Mond, die auf- oder untergehende Sonne, eine Kerze oder ein imaginäres Licht. Andere meditieren über körperliche Organe wie das Herz, die Stirn, die Cakra (Energiezentren, sprich Tschakra), die Meridiane (innere Kanäle), einen Ton, eine Silbe, ein Mantra (Gebet) oder über ihre Vorstellung vom Absoluten. Das bedeutet, Sie können das Objekt Ihrer Meditation frei wählen.

Acht Stufen zum Ziel

Das klassische Yoga-System besteht aus acht Stufen, welche den Übenden oder die Übende sicher ans Ziel bringen sollen. Die ersten beiden Stufen bilden eine Art von Vorqualifizierung, mit denen sich der oder die Praktizierende auseinander setzen soll, um dann in der Lage zu sein, die für ein bestimmtes Individuum passenden Asana (Yoga-Stellungen) zu üben.

Zugegeben, das sind hohe Vorgaben für ein sehr hohes Ziel. Darüber zu reflektieren lohnt sich auf jeden Fall für jeden, der Yoga praktiziert. Das wirkliche Leben besteht aus dem Weg der kleinen Schritte oder dem goldenen Weg der Mitte. Diese Mitte soll jeder für sich selbst finden und bestimmen. Obwohl Sie wahrscheinlich nicht die Erreichung von Samadhi als Ihr primäres Lebensziel erklären wollen, entspricht dieser Weg der natürlichen Entwicklung menschlichen Bewusstseins.

Die Asanas

Von wesentlicher Bedeutung sind für uns die Asana oder Körperhaltungen. Sie bestehen aus zwei Hauptgruppen: den meditativen und den kurativen Stellungen. Die ersteren sollen dem Praktizierenden dazu dienen, zu den höheren Stufen des Yoga vorzudringen.

Die kurativen Stellungen dienen, wie ihr Name schon aussagt, dem Heilen und Vorbeugen von Erkrankungen. Das war sehr wichtig für die damaligen Yogi.

Zum einen wohnten sie oft in sehr entlegenen Gebieten ohne medizinische Versorgung. Zum anderen waren sie mittellose Mönche, die kein Geld für teure Medizin ausgeben konnten. Sie sehen, auch Menschen, die im Grunde mit dieser materiellen Welt nichts zu tun haben wollen, sorgen sich um das eigene Wohlbefinden, denn nur so können sie letztlich ihr Ziel erreichen. Leider kümmern sich heute viele Menschen, die eigentlich ausschließlich auf ein reibungsloses Funktionieren ihrer intellektuellen und körperlichen Fähigkeiten angewiesen sind, kaum um ihre Gesundheit. Erst wenn es zu spät ist, beklagen sie sich beim Doktor: »Wieso ist mir das nur passiert? Mir hat doch nie etwas gefehlt!«

Die heilende und vorbeugende Wirkung von Yoga bezieht sich sowohl auf körperliche wie auf psychische Leiden.

In den vedischen Schriften spricht der bekannte Meister Parasara zu seinem Schüler Maitreya: »Wenn körperliche oder mentale Krankheiten in unserem Organismus vorherrschen, ist es unmöglich, unser Lebensziel zu erreichen« (Vishnu Purana: Amsa 6, Adhyaya 5).

Die acht Stufen des klassischen Yoga*

Sanskritname	Deutsche Entsprechung	Zweck
Yama	Ideales soziales Verhalten	Vermeidung von Konflikten mit dem sozialen Umfeld
Nyama	Ideales persönliches Verhalten	Psychosomatische Hygiene
Asana	Körperhaltungen, Sitz	Kontrolle des Körpers
Pranayama	Lebenskraft durch Atmen	Kontrolle der Atmung
Pratyahara	Sinne nach innen wenden	Kontrolle der Sinne
Dharana	Konzentration	Fähigkeit, sich auf ein Objekt zu fokussieren
Dhyana	Meditation	Meditation über ein gewähltes Objekt
Samadhi	Zustand der Perfektion	Herstellung einer Einheit mit dem Objekt und sich selbst und beliebig langes Erhalten dieser Einheit

* Yogarahasya: Prakaranadhyayah, Sloka 19–21

Patanjali bemerkt zu diesem Thema: »Sicher schenkt uns Yoga beides – materiellen wie auch spirituellen Nutzen. Bitte bedenkt, dass die materiellen Dienlichkeiten nicht permanent sind, während uns die spirituellen erhalten bleiben« (Yogarahasya: Prakaranadhyayah, Sloka 22).

Es gilt, das für uns ideale Gleichgewicht zu erhalten. Dazu können wir Körperhaltungen aus beiden Gruppen üben. Die meditativen Stellungen dienen dabei vor allem der Stärkung und Heilung des Geistes, während die kurativen für das Wohlbefinden des Körpers sorgen.

Im Fokus – die Wirbelsäule

Die kurativen Körperhaltungen werden wiederum in verschiedene Gruppen unterteilt. Die wichtigste unter ihnen sind die Übungen für die Wirbelsäule. Ihnen müssen wir besondere Aufmerksamkeit schenken (siehe Tabelle S. 26).

Die Wirbelsäule bildet den Grundpfeiler, auf der unsere menschliche Existenz gründet. Wenn in diesem Bereich alles optimal funktioniert, können wir davon ausgehen, dass Harmonie im ganzen Körper herrscht. Deshalb kommt dieser Gruppe besondere Bedeutung zu. Bei allen Übungsprogrammen muss darauf geachtet werden, dass die wichtigen Elemente der Wirbelsäulenübungen enthalten sind. Die verschiedenen Arten, die Wirbelsäule zu stärken:

1. Vertikales Strecken
2. Seitliches Beugen nach links, Seitliches Beugen nach rechts
3. Beugen nach vorn, Beugen nach hinten
4. Drehen nach links, Drehen nach rechts

Zum Teil sind mehr als eines dieser Elemente in einer Übung enthalten. Einem Beugen nach vorn soll ein Rückwärtsbeugen folgen, einem seitlichen Strecken nach rechts ein Strecken nach links und einer Drehung nach rechts eine nach links. Gleichmäßigkeit ist sehr wichtig, denn das Ziel ist, mit diesen Haltungen Ausgleich und Harmonie zu erreichen. Auch wenn wir während des Tages harte körperliche Arbeit verrichten, so ist diese Belastung meist unregelmäßig und einseitig, was zu einer falschen Körperhaltung führen kann. Deshalb ist ein Ausgleich dringend nötig. Umso mehr gilt dies auch für Personen mit sitzender Tätigkeit. Probleme mit der Hals- oder Lendenwirbelsäule sind typische Symptome für solche Berufsgruppen.

Moderat und regelmäßig üben

Die folgenden Übungsprogramme enthalten die für die entsprechende Situation idealen Elemente, um mit minimalem Aufwand einen maximalen Nutzen zu erzielen. Zudem enthalten sie Hinweise, wie sie Ihrer eigenen Grundkonstitution angepasst werden können. Wenn Sie Schmerzen oder Unbehagen in einer Stellung empfinden, sollten Sie sogleich den Druck und die Intensität zurücknehmen. Wenn das nicht hilft, gehen Sie aus der Stellung heraus und lockern und entspannen Sie sich. Ein moderates und regelmäßiges Üben ist immer besser als zu versuchen, verpasste oder ausgefallene Sitzungen mit langem und intensivem Üben zu kompensieren.

Kurative Asana

Gruppen	Zweck
Haltungen für die Wirbelsäule	Ausgleich und Stärkung der Wirbelsäule
Haltungen für die Extremitäten	Dehnung, Beweglichkeit von Armen und Beinen
Haltungen zur Reinigung der inneren Organe	Leber, Galle, Milz, Nieren und andere Organe im Bauchbereich sollen durch den Wechsel von Entspannung und Zusammendrücken wie ein schmutziger Schwamm von Toxinen gereinigt werden
Haltungen zur Umkehr der Blutzirkulation	Der Venenfluss wird umgekehrt, die Blutzirkulation im Kopf und im Halsbereich gefördert
Entspannungs-haltungen	Lockern, entspannen und vorangegangene Übungen wirken lassen

Funktionen von Soma, Psyche und Bewusstsein

Der Hotelbus des Seminarhauses trug in großen Buchstaben die Aufschrift: »Ihr Hotel für Körper, Geist und Seele.« Na bitte, da fährt der Bus in die Ewigkeit ab. Solche Slogans sind heute beliebt, zeigen sie doch, dass sich die Gesellschaft mit dem Grundgedanken einer Einheit zwischen Körper, Geist und Seele befasst. Wenn es um die praktische Arbeit mit diesen Prinzipien geht, müssen wir ihre Funktionen jedoch genauer definieren.

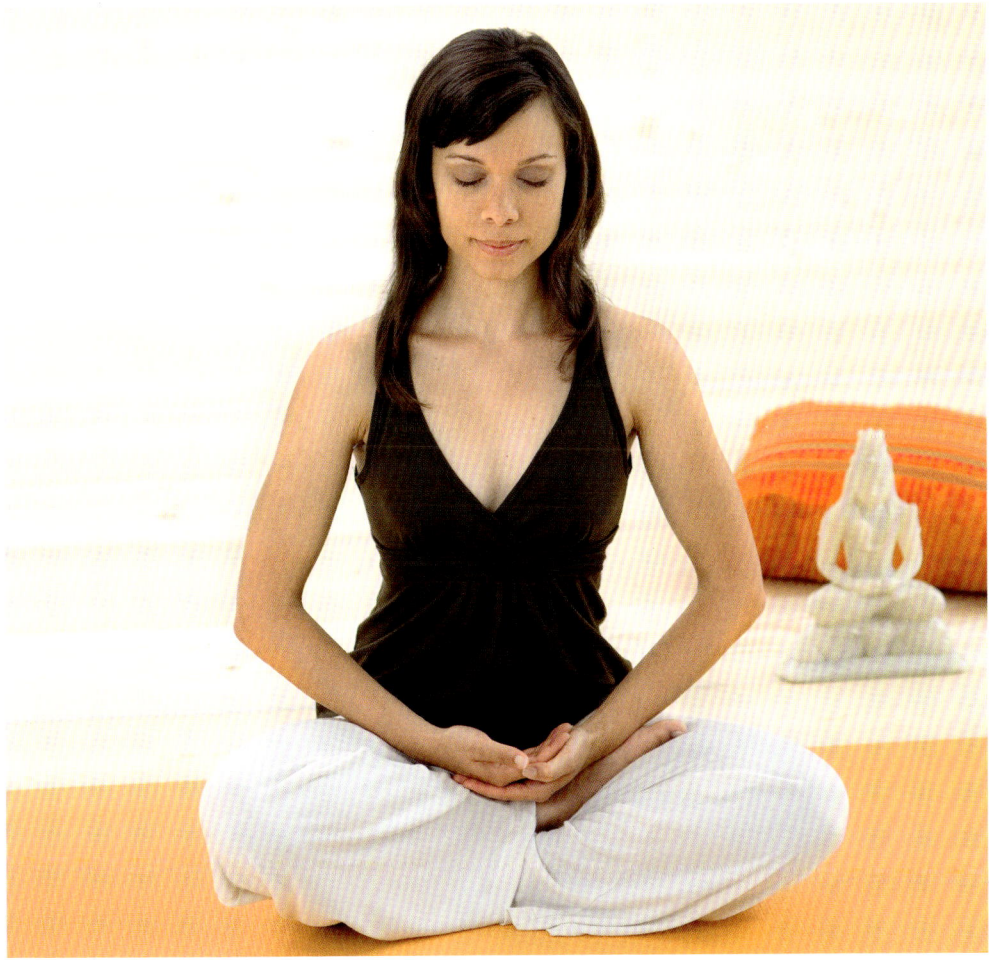

Der Lotussitz ist das Sinnbild für gesammelte Konzentration. Sie müssen ihn aber nicht beherrschen, um erfolgreich Yoga zu üben.

Die Aufgaben des Körpers

Die körperlichen Funktionen sind auf Grund ihrer Greifbarkeit leicht zu erfassen. Essen, Schlafen, Fortpflanzung und Schutz sind die handfesten Aufgaben, die sie zu erfüllen haben. Um das zu ermöglichen, gilt es, die physiologischen Prozesse so zu kontrollieren, dass am Ende eines Tages etwas mehr oder mindestens gleich viel Energie zugeführt als verbraucht wurde. Wenn das nicht der Fall ist, verlieren wir an Substanz und Immunität. Was braucht der Körper, um seine Pflichten erfüllen zu können? Passende Nahrung, um das verloren gegangene Gewebe zu ersetzen und die Arbeitsprozesse möglich zu machen, sowie Flüssigkeit und Sauerstoff, um den Zellstoffwechsel zu ermöglichen. Dann braucht der Organismus auch genügend lange Regenerationsphasen und harmonisierende Maßnahmen.

Die Aufgaben der Psyche

Die Aufgaben der Psyche sind, die von den Sinnen aufgenommenen Eindrücke weiterzuleiten und zu verarbeiten. Deshalb wird in der Ayurveda die Psyche oft als sechster Sinn bezeichnet. Der Unterschied zu den Sinnesorganen liegt darin, dass die Psyche nicht nur Sinneseindrücke, sondern auch sich selbst beobachten kann und nicht nur die Gegenwart, sondern auch Vergangenheit und Zukunft wahrnimmt.
Diese Feststellung ist sehr wichtig, denn viele Menschen glauben, die Psyche sei etwas Antimaterielles, und verwechseln sie mit der

Seele. Das zeigt der deutsche Sprachgebrauch, wo mit dem Wort Geist sowohl die Psyche wie auch die Seele gemeint sind. Wie die Neurophysiologen heute und Ayurveda-Ärzte seit tausenden von Jahren feststellen, sind Emotionen oder das Denken, Fühlen und Wollen nichts als neurophysiologische Prozesse oder biochemische Abläufe. Man weiß, welche Stoffe notwendig sind, damit ein junges Paar sich verliebt fühlt. Das ist ernüchternd, aber nicht weniger faszinierend, und fördert die Erkenntnis, dass wir uns wohl fühlen und denken, aber weder die Gefühle noch die Gedanken sind!

Ernährung und Psyche

Dass unsere tägliche Ernährung direkt verantwortlich für die Bildung von Botenstoffen oder Glückshormonen ist, wissen viele, aber kaum jemand scheint dies realisiert und in den Ernährungsplan miteinbezogen zu haben. Yoga und Ayurveda benutzen das Konzept der drei Erscheinungsweisen Reinheit (Sattva), Leidenschaft (Rajas) und Trägheit (Tamas) dazu, um die Wirkung der Nahrung auf die Psyche zu definieren:

- Frische, nicht industriell veränderte, biologische Nahrungsmittel wie Früchte, Getreide, Honig oder Butter sind reich am Reinheitsprinzip und wirken positiv auf die mentale Gesundheit.
- Leidenschaftliche Nahrungsmittel wie Knoblauch, schwarzer Pfeffer, Linsen oder frisches Muskelfleisch erhitzen das Gemüt und sollten in Maßen genossen werden.

- Konservennahrung, Tiefkühlprodukte, gealterte oder fette Fleischprodukte sowie industrielle Nahrung gehören zur Erscheinungsform der Trägheit und wirken sich sehr negativ auf die Gesundheit der Psyche aus.

Die Rolle des Selbst

Alle Yogahaltungen, Yogaatmung sowie Meditation sind durchwegs geeignet, die Psychoimmunität zu stärken. Seien Sie nicht enttäuscht darüber, dass die Psyche materieller Natur ist, denn unser wirkliches Selbst, das, was alles beobachtet, jedoch selbst keinen direkten Einfluss übt, unsere Seele, steht über aller Materie. Sie wird nicht krank, hat keinen Anfang und kein Ende.

Solange wir denken: »Ich bin dieser Körper oder diese Psyche«, konnen wir sie kaum wahrnehmen. Buddha soll einmal gesagt haben, dass der Grund, der uns in diese Welt geführt hat, die falsche Identifikation des Selbst mit der Psyche und dem Körper ist, sozusagen die Urkrankheit oder Erbsünde. Diese Krankheit gilt es zu korrigieren. Die Ischopanischaden, eine alte vedische Schrift, liefert das verständliche und wunderschöne Bild, »den Spiegel der Seele vom Staube zu reinigen«. Diese Funktion wird vor allem von den oberen vier Stufen des Yogasystems wahrgenommen:

- dem Nach-innen-Schauen (Pratyahara)
- der Konzentration (Dharana)
- der Meditation (Dhyana)
- der Aufgabe aller falschen Ich-Werte (Samadhi)

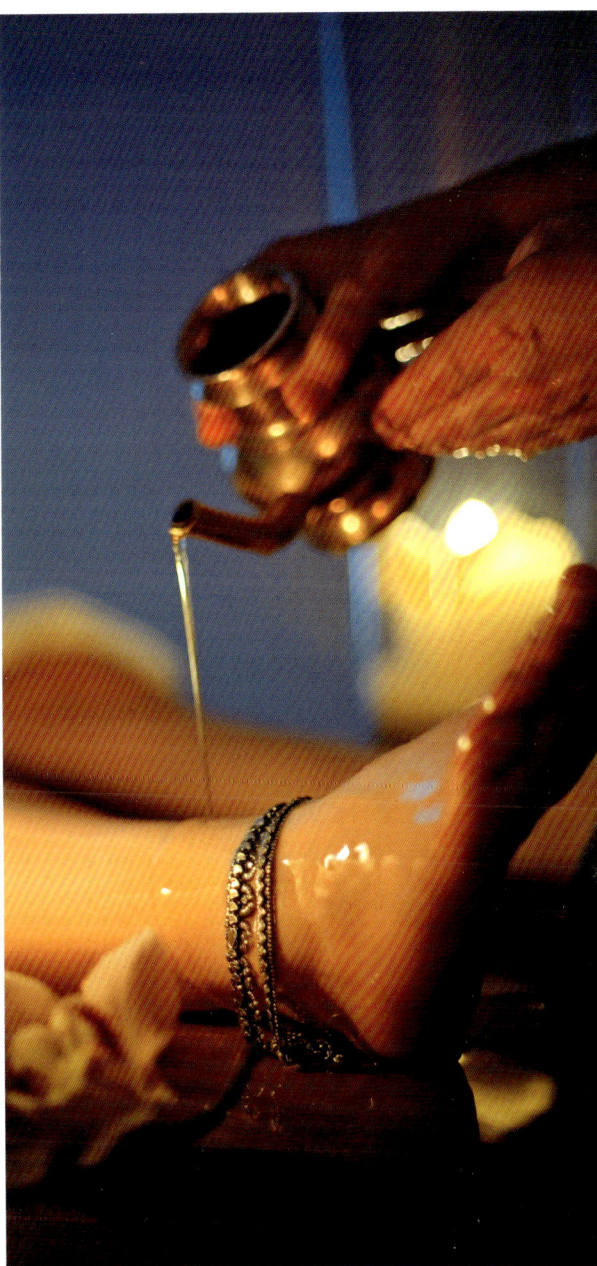

Mit Sorgfalt aufbereitete hochwertige Pflanzenöle spielen eine große Rolle bei ayurvedischen Behandlungen.

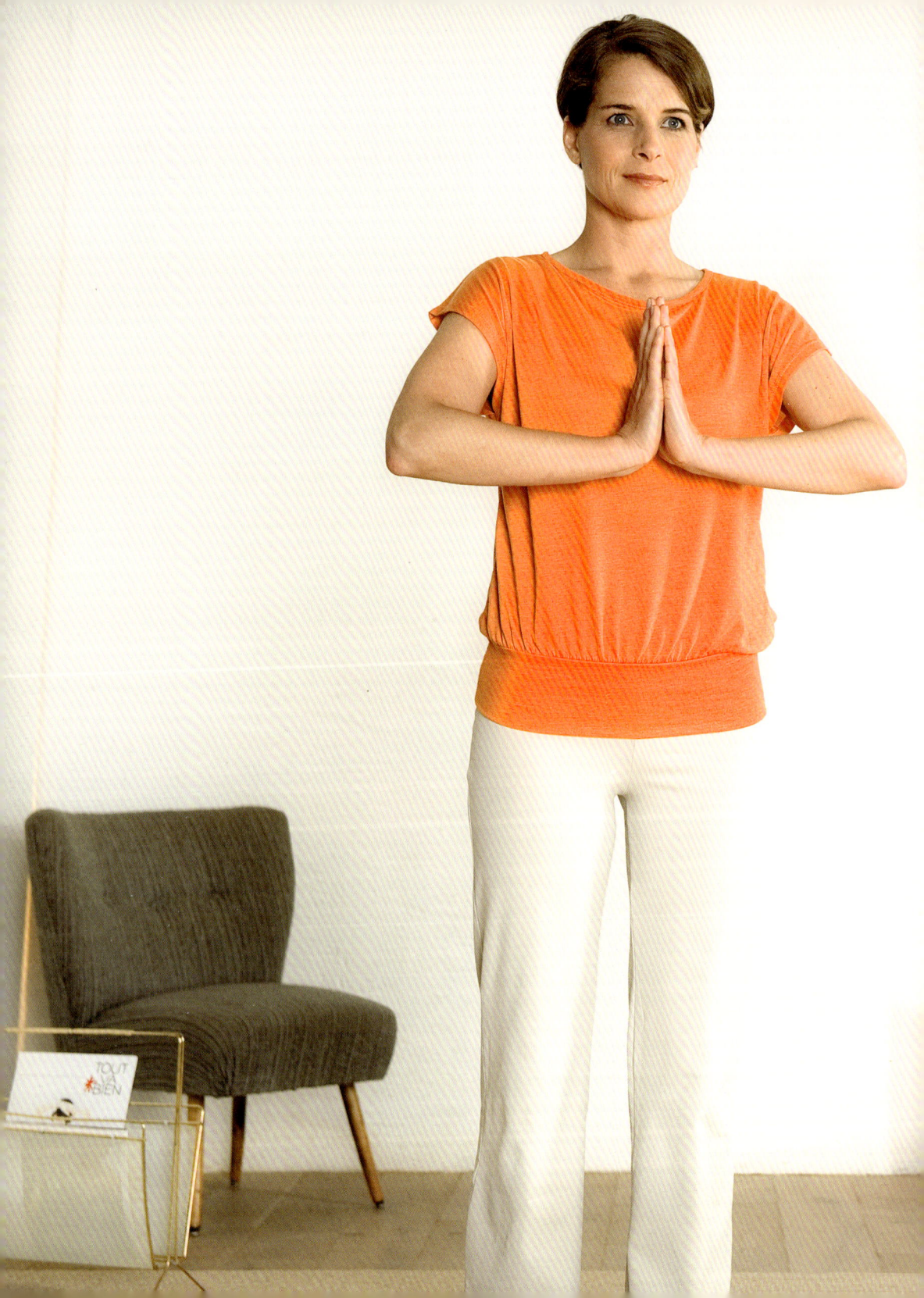

Die Praxis

Yogaübungen sind weder ein dynamisches Muskeltraining, noch erfordern sie akrobatische Fähigkeiten. Bei der Ausführung kommt es vielmehr auf Konzentration, Gelassenheit und innere Sammlung an. Ihre verblüffende Wirksamkeit ist für unser leistungsbetontes Denken nicht leicht zu verstehen, aber sehr bald für jeden erfahrbar, der sich auf diesen Weg zu sich selbst aufmacht.

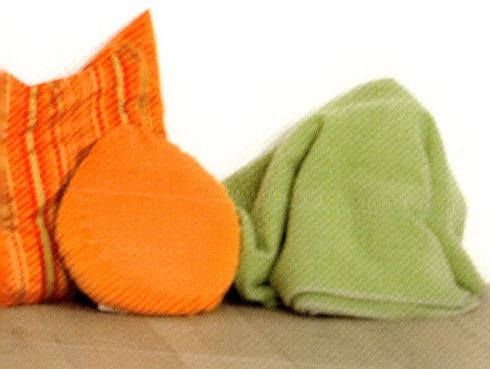

Das ganze Gefühl

Genug der Theorie. Nun wollen wir bei einer meditativen Übung erlernen, dass wir mehr als nur unsere Gedanken sind. Wir haben Gedanken, Gefühle, Erinnerungen, Träume – aber wir sind sie nicht. Je näher wir zu unserem Selbst vorstoßen, desto stärker fühlen wir die Potenziale, welche die körperlichen oder mentalen Kräfte weit übersteigen. Dies ist eine wunderbare meditative Übung, um uns wieder einmal vor Augen zu führen, was wirklich in uns steckt und unser Sein ausmacht – die Seele. Wenn die Seele eine Harmonie mit unserem Körpergeist bildet, kann uns wirklich nichts mehr passieren.

1 Stehen Sie kurz auf und strecken Sie sich wie nach einem langen guten Schlaf. Lockern Sie alle Ihre Glieder.

2 Drehen Sie sich nach links und nach rechts mit etwas Schwung, wobei Sie die Arme locker hängen und mitschwingen lassen.

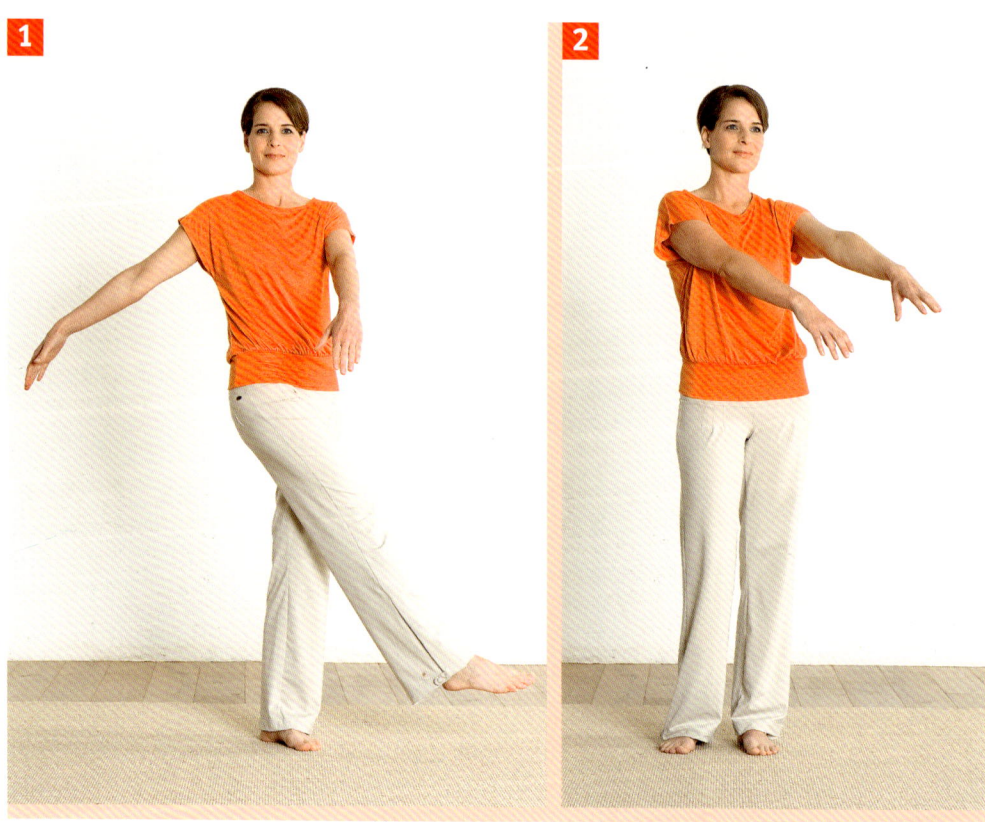

1

2

3 Jetzt setzen Sie sich wieder möglichst
gerade hin – wenn es Ihnen gelingt, im
Lotussitz – mit aufrechter Wirbelsäule, und
atmen Sie tief und stark dreimal hinter-
einander ein und aus.

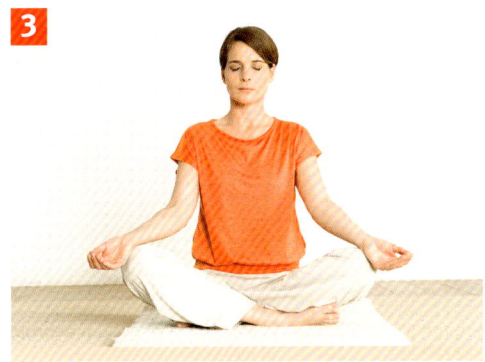

Die Meditation

- Schließen Sie nun die Augen und entspannen Sie Ihre Gesichtsmuskulatur. Das gelingt am besten, wenn Sie leicht lächeln. Es
ist das in sich selbst versunkene Lächeln
eines Buddhas. Sie sind jetzt Buddha.
Atmen Sie völlig frei durch die Nase. Kontrollieren Sie dieses Atmen nicht, denn
sonst wird es verkrampft. Beobachten Sie
nur. So, wie am Strand die Wellen herein-
kommen und wieder ins Meer hinausflie-
ßen, sollte auch Ihre Atmung erfolgen: ein
natürliches Ineinander-Übergehen von
Ein- und Ausatmung.
- Wenn Ihre Atmung völlig ruhig und harmonisch geworden ist, verlassen Sie dieses
Bild. Sie sitzen jetzt am Ufer eines Flusses
unter einem großen Baum in einer wunder-
schönen Landschaft. Der Fluss stellt Ihre
Gedanken und Empfindungen dar. Anfangs
ist der Fluss sehr stark und unruhig. Sie
hören etwas. Andere Sinneseindrücke und
Wahrnehmungen wechseln sich schnell ab.
Neue Gedanken entstehen. Es ist unmöglich, diese Gefühle einzudämmen oder zu
blockieren. Der Damm wird brechen oder
er wird von den Wogen einfach überflutet.
Verschwenden Sie Ihre Energie nicht
damit, Damm zu spielen. Akzeptieren Sie
den Fluss, aber lassen Sie alle diese Gedanken an sich vorbeifließen, ohne in den
Strom zu springen, um mit ihnen zu
schwimmen oder sich in ihnen zu suhlen.
Sie bleiben unter Ihrem Baum sitzen und
beobachten, ohne zu werten. Sie negieren
nichts, was aus Ihrem Gemüt hervorspru-
delt, auch nicht die Sinneseindrücke,
welche die Psyche meldet. Einfach fließen
lassen, einfach zulassen. Bald werden die
Gedanken und Eindrücke schwächer.

Sie nehmen wahr, und nach geraumer Zeit
wird es Ihnen immer klarer, dass Sie wohl all
diese Gedanken haben, von ihnen wissen,
aber von ihnen verschieden sind.
Auch wenn noch so viel Wasser diesen Fluss
herunterströmt und die Wellen bedrohliche
Ausmaße annehmen, wird es weiter flussab-
wärts fließen und, wenn außer Sicht oder
spätestens im Ozean, seine Bedeutung verlieren – eine Bedeutung, die es eigentlich
sowieso nie hatte. Die Wogen werden ruhiger.
Sie nehmen sich selbst und die Welt um sich
herum wahr, ohne zu werten. Sie spüren die
Kraft und das Licht, das in Ihnen ruht und von
Ihrem Innersten in die Welt hinausstrahlt.

Kommen Sie optimal in den Tag hinein – das Yogaprogramm für den frühen Morgen

Eine vorbildliche Lebensführung ist ein wichtiger Aspekt in der Präventivmedizin. Dabei rät uns Ayurveda, jeweils vor Sonnenaufgang aufzustehen. Aber der Tag sollte nicht mit einem gewaltsamen Hauruck oder einem »Muss ich denn schon wieder« beginnen, sondern mit einer positiven Ausrichtung, die uns aus der beliebten Opferrolle heraushilft.

Ein sanfter Tagesbeginn

Das Erste, auf das Ihr Blick fällt, sollte nicht der Wecker oder grelles Licht sein, sondern jemand, den Sie sehr lieb haben, ein schönes Bild, ein Gegenstand, der Sie an etwas Wunderbares erinnert, ein Gedanke an Gott und dessen absolute Natur, oder schauen Sie einfach in Ihre Handflächen und betrachten Sie Ihr Leben. Springen Sie nicht einfach aus dem Bett. Überlegen Sie, was Sie mit diesem neuen und einzigartigen Tag anfangen möchten.

Morgendliches Reinigungsritual

Nach dem Aufstehen folgt die Augenhygiene: Füllen Sie den Mund mit Wasser und waschen Sie die Augen mit kaltem Wasser gut aus. Nach Entleeren von Darm und Blase wenden Sie sich der Mundhygiene zu. Viele körperliche Abfallprodukte sammeln sich über Nacht im Mund-, Nebenhöhlen- und Rachenraum an und müssen eliminiert werden. Zähneputzen und Gurgeln helfen dabei nur bedingt. Wichtig ist es, den Belag von Zunge und Zungenwurzel zu entfernen. Das gelingt nur mit einem Zungenschaber. Wer einmal sieht, was sich selbst nach dem Zähneputzen und Mundspülen noch von der Zunge löst, wird von diesem wichtigen Instrument überzeugt sein.

Trinken Sie ein Glas reines Wasser mit Zimmertemperatur, wenn Sie Pitta in Ihrer Konstitution haben, oder warmes Wasser, wenn bei Ihnen Vata und Kapha im Vordergrund stehen, denn während des Schlafes verliert der Körper sehr viel Wasser, das erst einmal wieder ersetzt werden muss, damit Sie frisch und munter werden können. Wenn möglich, nehmen Sie eine kurze Dusche, denn auch auf der Haut haben sich Schlacken angesammelt.

Aktivierende Übungen

Jetzt sind Sie ideal vorbereitet für das Yogaprogramm am Morgen, das Ihnen Kraft, Energie und Motivation schenken wird, um optimal für diesen Tag vorbereitet zu sein. Was immer Sie vorhaben, Sie haben die besten Voraussetzungen. Weil Sie schon die ganze Nacht gelegen haben, beginnen wir mit Übungen im Stehen. So ist gewährleistet, dass Sie beim morgendlichen Yoga nicht wieder einschlafen. Ein weiterer Vorteil dieser stehenden Übungen ist, dass Sie sehr wenig Platz brauchen; sie können überall, auch unterwegs im Hotel, problemlos ausgeführt werden.

Übung 1: Palmenhaltung

Die Palme ist ein gutes Beispiel dafür, wie man sich gegen die Stürme des Lebens wappnen kann. Statt sich dem Orkan mit aller Kraft entgegenzustemmen, setzt sie auf ihre Elastizität und weicht damit den Sturmböen geschickt aus. Auch wir müssen uns weich machen, darin liegt die Stärke. Wir müssen dem Feind nicht unsere Brust entgegenstrecken und ihm sagen »Hier ist mein Herz – Pfeile, durchbohrt mich!«. Nein, wir weichen ihnen geschickt aus, indem wir uns aus ihrem Weg beugen. Dazu brauchen wir eine elastische Wirbelsäule und genau dafür sorgt diese Übung. Andere Effekte sind die Korrektur einer schiefen Haltung, die Stärkung der Bandscheiben und der involvierten Stützmuskulatur, das Lösen von Spannungen im Brustwirbel- und Schulterbereich sowie ein besserer Fluss der Energien entlang der wichtigen Gefäße, Nerven und Meridiane der Wirbelsäule.

Der richtige Atemrhythmus

Grundsätzlich gehört zu allen Yogaübungen der richtige Atemrhythmus. Bei der Palmenhaltung empfehle ich Ihnen, 4 Sekunden lang tief einzuatmen, wenn Sie in die Stellung gehen; den Atem 4 Sekunden anzuhalten, wenn Sie die Stellung halten, und in 4 Sekunden (keinesfalls schneller) auszuatmen, wenn Sie aus der Stellung kommen.
Diese Atmungsweise verstärkt die Wirkung um ein Vielfaches. Sie sollen ausschließlich durch die Nase und nicht durch den Mund ein- und ausatmen.

1 Stellen Sie sich aufrecht hin, die Füße sind parallel und in einem Abstand voneinander, der Ihrer natürlichen Hüftanatomie entspricht. Lockern Sie die Arme. Schließen Sie die Augen und besinnen Sie sich einen Moment lang auf die Abfolge dieser Übung. Atmen Sie vollständig aus.

1

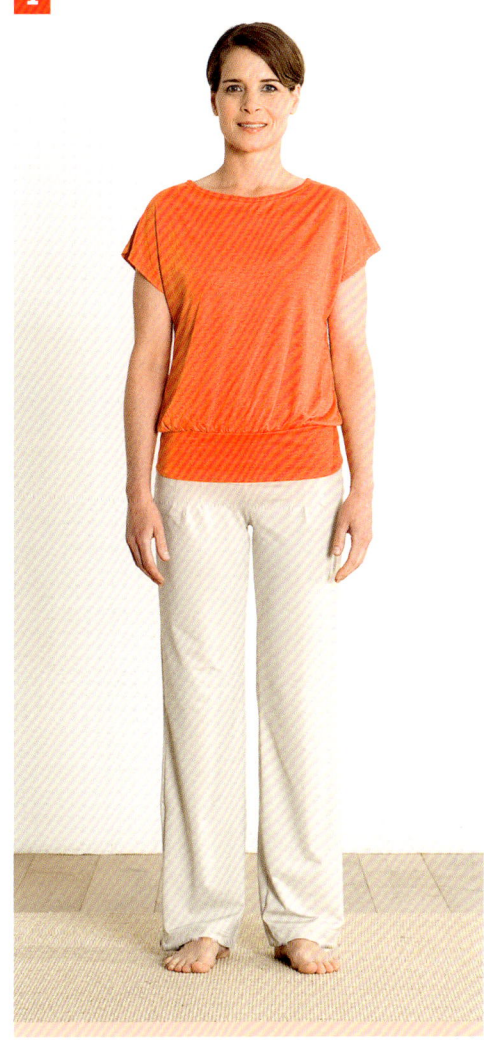

2 Mit dem tiefen und 4 Sekunden andauernden Einatmen heben Sie nun den rechten Arm über den Kopf, während Sie sich gleichzeitig auf die Zehenspitzen stellen.

Strecken Sie den Arm vom hinteren Brustwirbelbereich bis zu den Fingerspitzen vollkommen durch. Halten Sie die Stellung und Ihren Atem für 4 Sekunden. Atmen Sie gleichmäßig während 4 Sekunden aus, nehmen Sie den Arm herunter und kommen Sie aus der Zehenhaltung.

3 Atmen Sie wieder rhythmisch ein und heben Sie nun den linken Arm empor. Verbleiben Sie in der gestreckten Haltung für 4 Sekunden, nehmen Sie den Arm herunter, während Sie gleich lang ausatmen. 3- bis 5-mal auf jeder Seite üben.

4 Üben Sie noch 3- bis 5-mal, indem Sie beide Arme gleichzeitig hochstrecken. Achten Sie auf die richtige Atmung. Lockern Sie anschließend alle Glieder und atmen Sie normal.

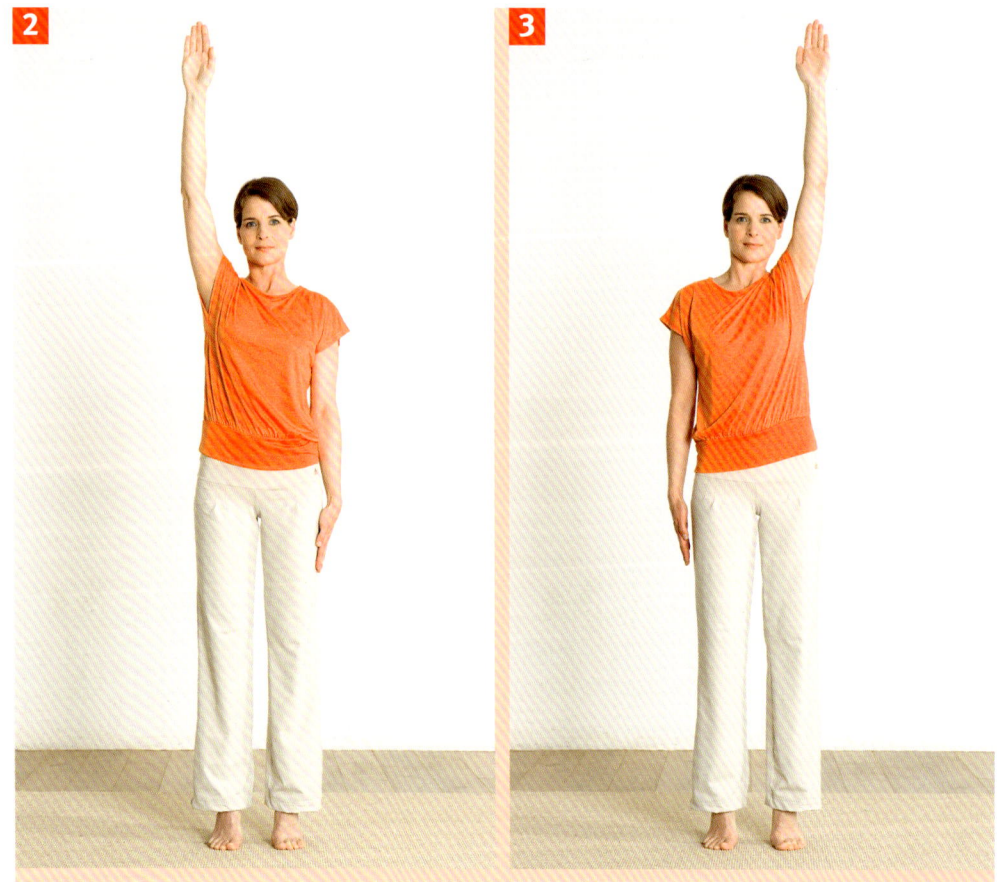

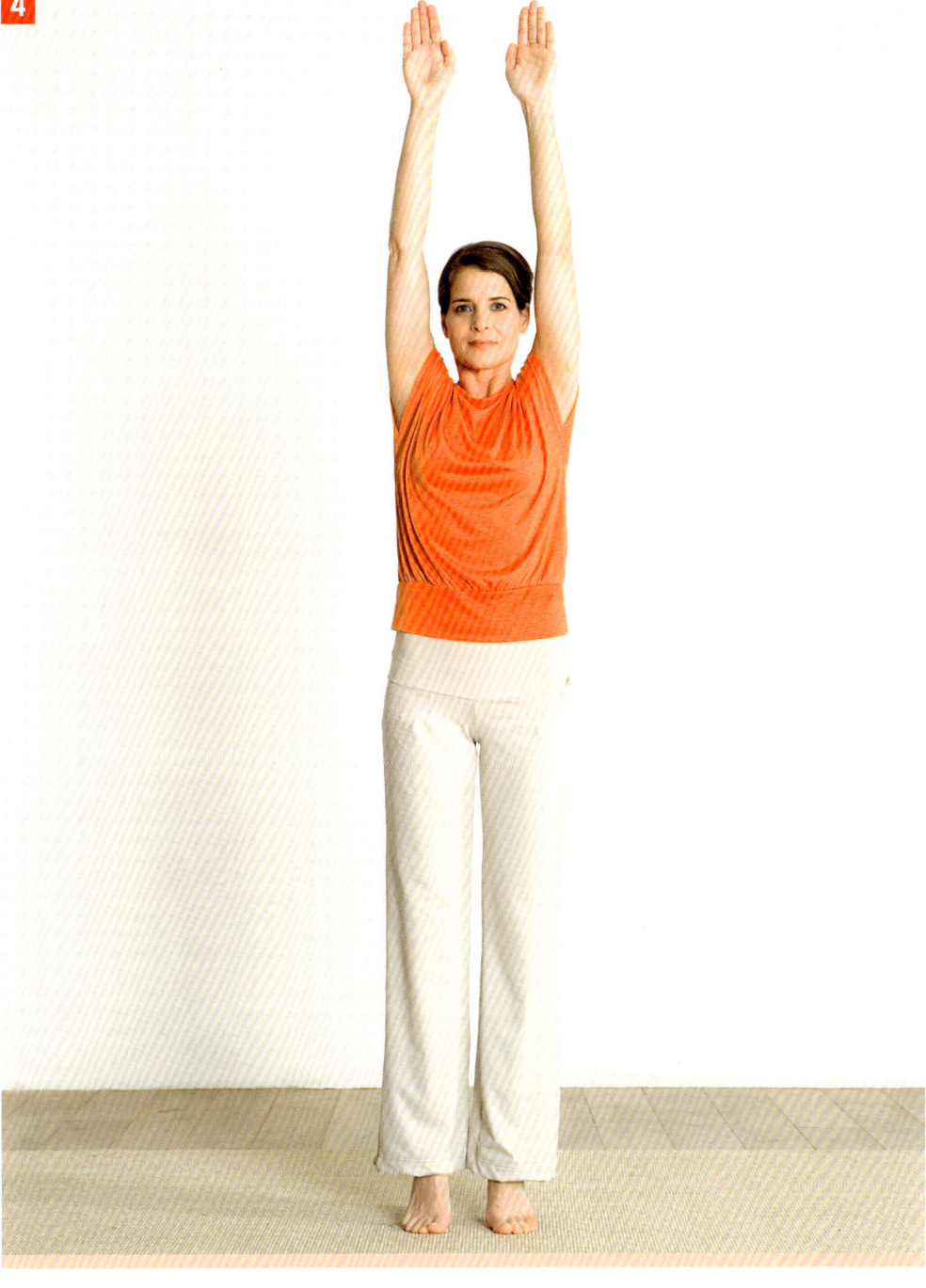

Übung 2: Dreieckspose

Ein Großteil der Schäden an der Wirbelsäule, wie Bandscheibenvorfall, Ischias oder Versteifungen, findet im Lendenwirbelbereich statt. Viele tragen »ein Kreuz mit dem Kreuz«. In sitzenden Berufen kommt das seitliche Beugen so gut wie nie zum Einsatz. Dabei trainiert es auf optimalste Weise Muskulatur wie Bandscheiben und zieht die Wirbel richtig auseinander.

Mit entschlackender Wirkung

Eine der angenehmsten Nebenwirkungen dieser Haltung ist die Eliminierung der seitlichen Fettpolster.

Weil aber auch innere Organe wie die Leber und Nieren gedehnt werden, befreit sie diese von Schlacken; eine schönere und reinere Haut ist die Folge.

Atmen im Viererrhythmus

Auch diese Übung wollen wir mit der richtigen Atmung durchführen. Der Viererrhythmus von 4 Sekunden Einatmen, 4 Sekunden mit angehaltenem Atem in der Stellung verbleiben und 4 Sekunden lang ausatmen kommt auch hier zur Anwendung.

Der Grund für das Anwinkeln des oberen Arms ist, dass wir ihn als Hebel benutzen wollen. So lässt sich verhindern, dass wir uns nach vorn beugen, denn Ziel ist das ausschließliche Beugen zur Seite. Ein Füllen der Lungen, während Sie in die Stellung gehen, wird somit möglich.

1 Stehen Sie aufrecht, lockern Sie die Glieder, schließen Sie die Augen und visualisieren Sie die folgende Übung: Stellen Sie die Füße parallel mit einem Abstand von etwa 60–70 cm. Atmen Sie tief ein und dann langsam aus.

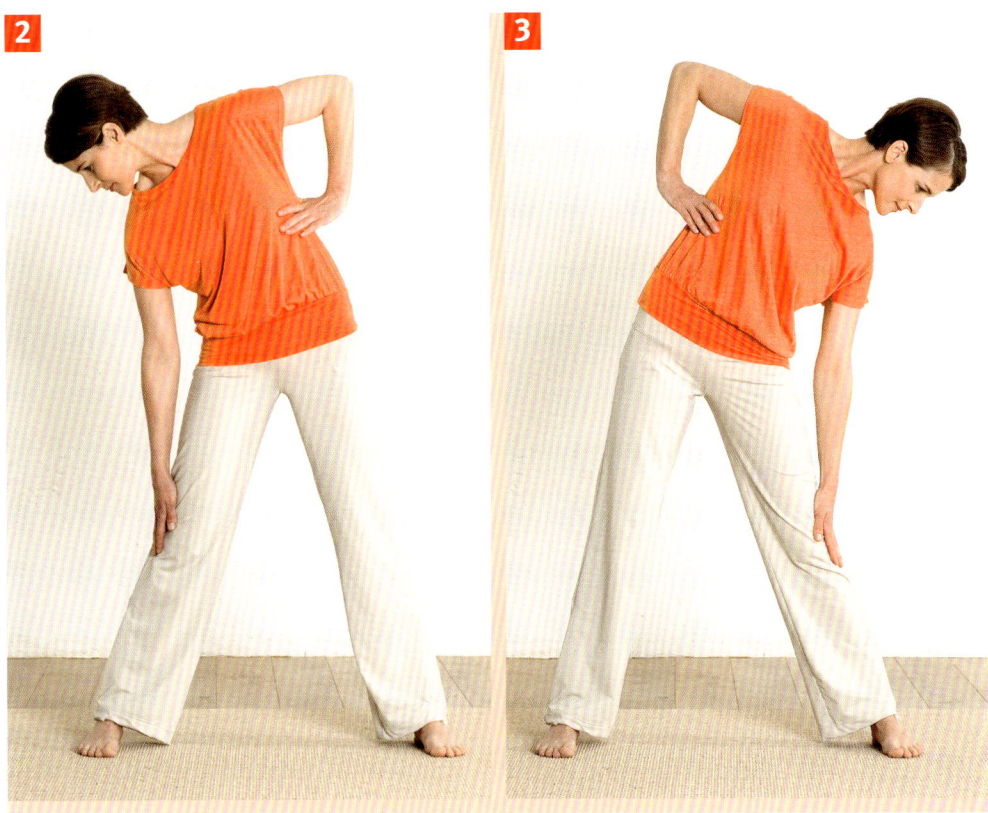

2 Drehen Sie den Kopf nach rechts, atmen Sie auf 4 Sekunden ein, fahren Sie mit der rechten Hand seitlich so weit Sie können an Ihrem rechten Bein hinunter.

Üben Sie, falls notwendig, etwas Druck nach hinten auf den linken Arm aus, um sicherzustellen, dass Sie sich keinesfalls vornüberbeugen. Bleiben Sie in dieser Stellung, während Sie den Atem für 4 Sekunden anhalten, ohne sich zu verkrampfen.
Atmen Sie auf 4 Sekunden gleichmäßig aus und bringen Sie Ihren Körper wieder in die senkrechte Stellung.

3 Direkt anschließend atmen Sie wieder auf 4 Sekunden ein, nachdem Sie den Kopf nach links gedreht haben, und fahren Sie, während Sie auf 4 Sekunden einatmen, mit der linken Hand das linke Bein hinunter. Halten Sie den Atmen für 4 Sekunden. Lockern Sie Zwerchfell und Lungen, atmen Sie langsam und bewusst aus und kommen wieder hoch.

Wiederholen Sie den ganzen Ablauf auf jeder Seite 3- bis 5-mal. Zum Schluss lockern Sie wieder Ihre Glieder und lassen eine normale entspannte Atmung zu.

Übung 3: Vierbeiner

Als Nächstes gilt es, das Rückgrat nach vorn zu beugen. Größtes Hindernis dabei ist unser Bauch. Diese Übung ist für jeden geeignet und lässt sich selbst bei steifem Rücken ausführen, denn sie ist die einfachste dieser Gruppe.

Verbessert die Blutzirkulation

Durch die Kompression des Unterleibes verbessert sich die Blutzirkulation in der Leber, in der Milz sowie im Dünn- und Dickdarm, aber auch in der Analgegend. Deshalb ist das eine gute Übung bei Durchfall, Verstopfung und Hämorrhoiden. Weil der Kopf tiefer als der Rumpf liegt, verbessert diese Stellung auch die Zirkulation im Kopf und im Halsbereich. Sie ist eine empfehlenswerte Alterna-

tive zum Kopfstand, der die Halswirbel sehr stark belastet und vor allem für Hypertoniker ungeeignet ist. Deshalb ist auch bei dieser Übung beim Zurückgehen in die stehende Haltung große Vorsicht geboten. Die Schulter- und Rückenmuskulatur kann sehr schön gedehnt und entspannt werden.
Achtung bei der Yogaatmung: Wenn Sie sich nach vorn beugen, müssen Sie grundsätzlich immer ausatmen!

1 Stellen Sie sich aufrecht hin, die Füße parallel und leicht auseinander. Lockern Sie Ihre Glieder, schließen Sie die Augen und entspannen Sie sich einen Moment lang. Füllen Sie Ihre Lungen bis zur vollen Kapazität in 4 Sekunden. Atmen Sie in 4 Sekunden gleichmäßig aus und beugen Sie sich so weit wie möglich nach vorn. Legen Sie den Kopf etwas in den Nacken, damit Ihr Gesicht parallel zum Boden ist. Lockern Sie Hüfte, Schultern und Arme. Halten Sie die Knie unbedingt gestreckt. Sie können jetzt normal durch die Nase ein- und ausatmen. Bleiben Sie in dieser Stellung. Versuchen Sie mit den Fingerspitzen oder Händen den Boden zu berühren. Wenn das nicht möglich ist, lassen Sie die Hände einfach baumeln. Verbleiben Sie in dieser Haltung für 1 bis 3 Minuten.

Kommen Sie sehr langsam aus der Stellung heraus, indem Sie Ihre Hände auf die Knie abstützen. Auf keinen Fall dürfen Sie in einem Ruck oder Schwung nach oben kommen! In der aufrechten Haltung angelangt, lockern Sie Ihre Glieder und atmen völlig normal.

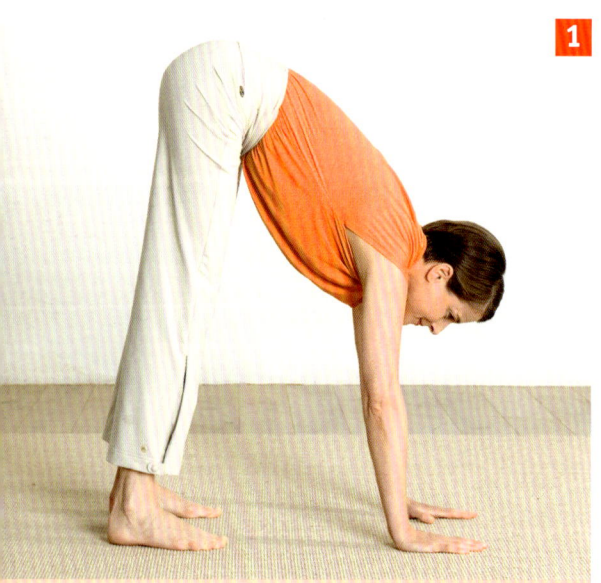

Übung 4: Attacke

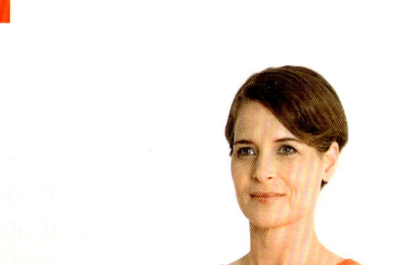

Diese Übung stammt nicht aus dem Yoga, sondern aus der südindischen Kampfkunst Kalaripayatt. Wie auch bei anderen asiatischen Kampfkünsten ist diese stark geistig betont und die Übergänge zu den Yogahaltungen sind fließend.

Ob bei einem Sumokämpfer oder einem Schweizer Schwinger, die Kraft muss an der Basis der Wirbelsäule sitzen. Dazu dient auch diese Übung.

Ein sicherer Stand

Ich habe sie adaptiert, um das Beugen der Wirbelsäule nach hinten unproblematisch üben zu können, denn bei vielen Yogaübungen dieser Gruppe besteht die Gefahr, dass der Übende nach hinten stürzt. Das ist hier kaum möglich.

Die Mitte stärken

Die Haltung stärkt die Oberschenkel-, Bein- und Rückenmuskulatur und trainiert das Gleichgewicht. Werden Sie zur Kämpferin oder zum Kämpfer und nutzen Sie die Kraft Ihrer Mitte! Durch die breitbeinige Stellung spüren Sie die Energie der Erde und lernen sie in Ihrem Alltag einzusetzen.

1 Stehen Sie aufrecht, schließen Sie die Augen und entspannen Sie sich. Stellen Sie Ihre Füße in einen rechten Winkel zueinander, wobei sich die Fersen berühren und der linke Fuß nach vorn zeigt.

2 Lassen Sie den rechten abgewinkelten Fuß am Ort und machen Sie mit dem linken Bein einen Riesenschritt nach vorn.

Die Füße sind immer noch im rechten Winkel, wobei das hintere Bein völlig gestreckt bleiben muss. Nach vorn schauend, legen Sie Ihre Hände in die Hüften und wippen leicht auf und ab, während Sie den Bauch nach vorn strecken, die Schultern möglichst zurück-nehmen und ein Hohlkreuz machen. Je tiefer unten Sie die Stellung halten können, desto wirksamer.

3 Legen Sie nun den Kopf in den Nacken, nehmen Sie die Hände über den Kopf und legen Sie die Handflächen ineinander, so wie zu einem Gebet.
Atmen Sie gut durch und versuchen Sie, ½ bis 2 Minuten so zu verbleiben.

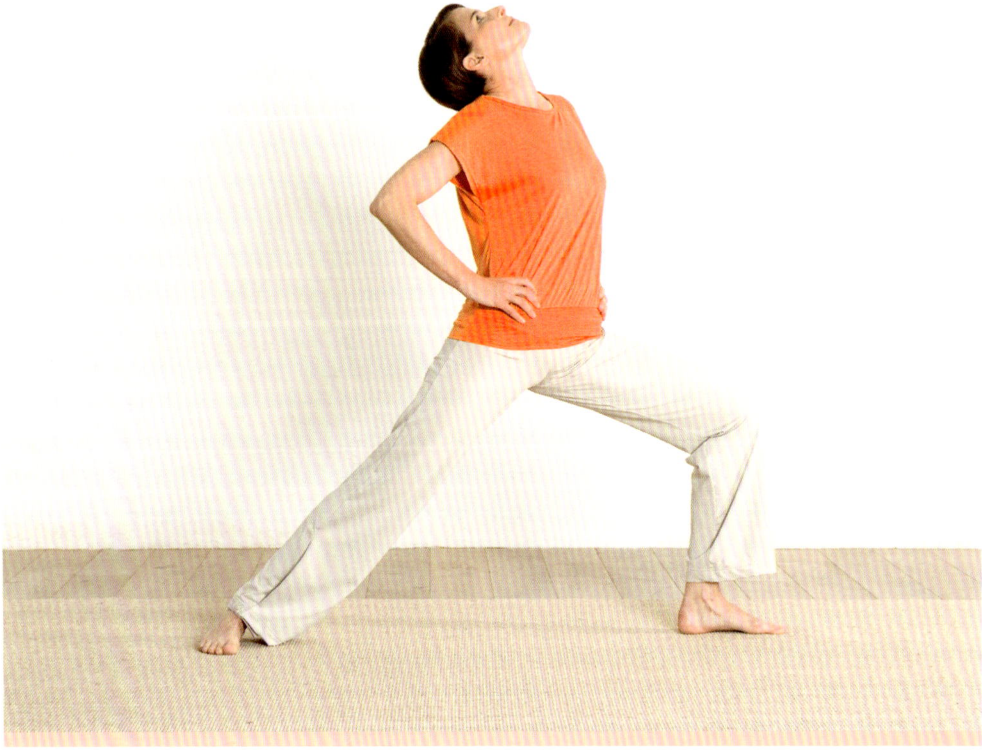

Nehmen Sie die Hände langsam herunter und stemmen Sie diese wieder in die Hüften. Wippen Sie 2- oder 3-mal und machen Sie dann einen Schritt nach vorn. Stehen Sie aufrecht und lockern Sie Ihre Glieder. Lassen Sie den Atem ruhig und gleichmäßig fließen. Jetzt probieren wir die gleiche Übung auf der Gegenseite, d. h. der rechte Fuß zeigt nach vorn und das ist auch die Richtung Ihrer Attacke. Möglichst tief unten bleiben, das linke Knie unbedingt durchgestreckt halten, nach vorn schauen und die Hände zur Gebetshaltung wieder über den Kopf nehmen.

Zum Schluss machen Sie einen Schritt nach vorn in die aufrechte Stellung. Gut durchatmen und lockern, bis die Atmung wieder normal ist. Wiederholen Sie die Übung 2- bis 3-mal zu beiden Seiten.

Bei Problemen mit der Halswirbelsäule den Kopf nicht zu weit in den Nacken legen!

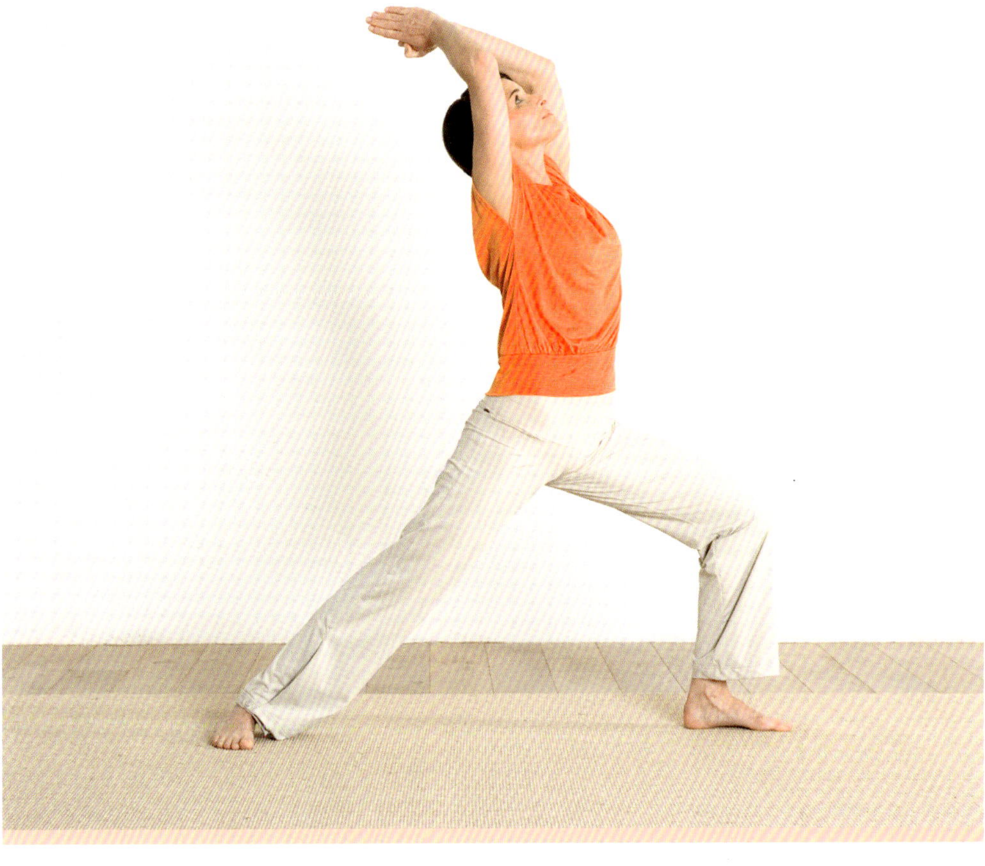

Übung 5: Brustatmung

Bei normaler Atmung wirken zu etwa 75 %
das Zwerchfell und zu 25 % der Brustkorb mit.
Bei dieser Yogaatmung geht es darum, die
Brustatmungskapazität zu stärken und zu
erweitern.
Dabei spielen die Beweglichkeit der Rücken-
wirbelgelenke und die Elastizität der Rippen-
knorpel eine tragende Rolle.

Macht Mut

Interessant ist aber auch der Zusammenhang
zwischen einem gut gebauten Brustkorb und
der Eigenschaft Mut. Im indischen Epos Ra-
mayana ist der Affengott Hanuman mit seinem
mächtigen Brustkorb auch der heldenhafteste
aller Kämpfer, was ihn aber keineswegs daran
hindert, ein weiches Herz zu haben.
Manchmal brauchen wir frühmorgens frischen
Mut, um an einem sehr schwierigen Tag er-

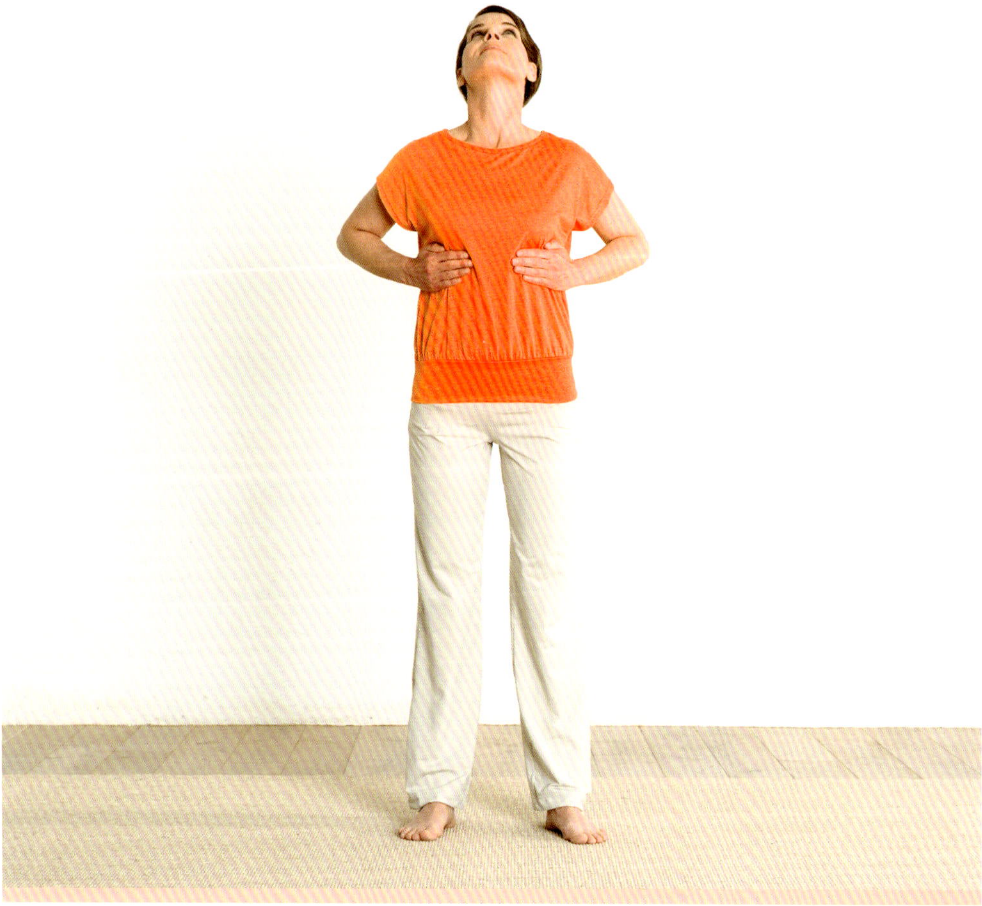

2

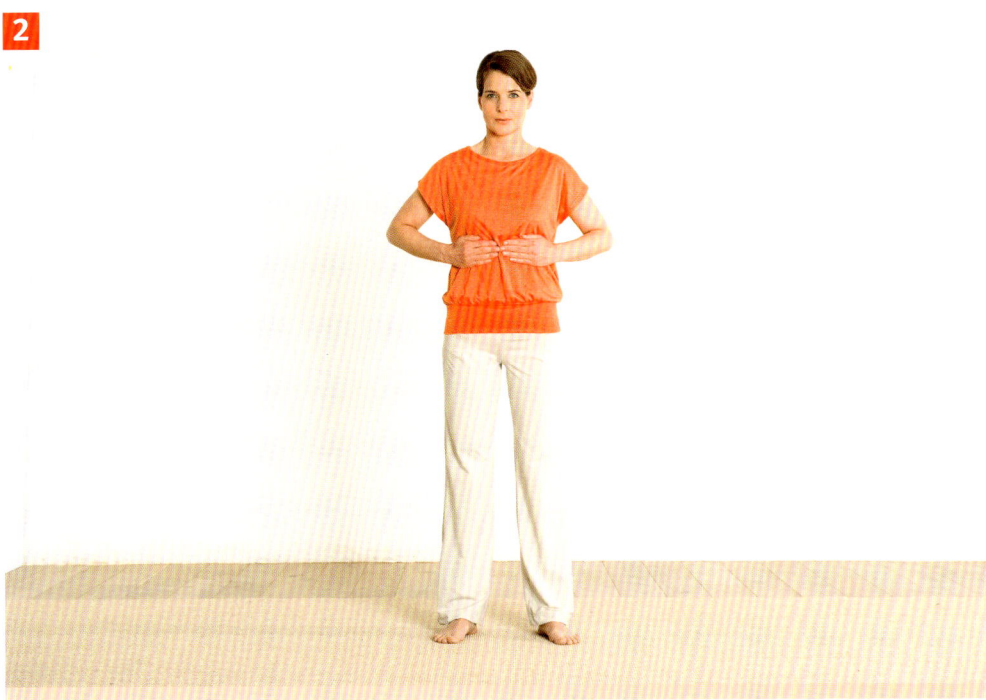

folgreich zu sein. Diese Übung wird Sie sicher dabei unterstützen. Wie alle Pranayama-Übungen verbessert sie nicht nur den Sauerstoffgehalt im Blut oder die Konzentrationsfähigkeit, sondern hilft, unsere Psyche zu festigen und zu kontrollieren. Das Leben wird einfacher, wenn wir Meister und nicht Sklaven unserer Sinnesorgane sind oder wenigstens mitbestimmen können.

1 Stellen Sie sicher, dass die Atemluft im Raum, in dem Sie üben, frisch und rein ist. Stehen Sie aufrecht, schließen Sie die Augen und entspannen Sie sich. Stellen Sie sich darauf ein, dass Sie gleich frischen Mut und Kraft tanken werden. Legen Sie beide Handflächen seitlich an den unteren

Teil des Brustkorbes, atmen Sie in 4 Sekunden tief und bis zur vollen Lungenkapazität ein, ziehen Sie dabei die Ellbogen etwas nach hinten und halten Sie den Atem für 4 Sekunden an, ohne sich zu verkrampfen.

Achten Sie darauf, dabei nicht Ihren Hals zu verschließen.

2 Entspannen Sie Ihre gesamte Atemmuskulatur und beginnen Sie, langsam und auf 4 Sekunden völlig auszuatmen.

Wiederholen Sie diese Übung 2- bis maximal 4-mal. Lockern Sie anschließend die Arme und atmen Sie für einige Zeit völlig normal.

Übung 6: Leeren des Atems

Diese Yogaatmung soll nur am frühen Morgen oder bei völlig leerem Magen ausgeführt werden. Sie verdient Ihre ganze Aufmerksamkeit. Ihr Nutzen ist entsprechend groß.

Reinigt und stimuliert

Dazu gehören das Reinigen der Lungen und Atemwege von allen Schlacken und Toxinen, die Reinigung des Darmes, die Stimulation alle Bauchorgane, eine bessere Durchblutung des Afters und der Geschlechtsteile, das Beherrschen der sexuellen Energie und der Kundalini-Kraft, die Stärkung der Bauchmuskulatur. Darüber hinaus ist diese Übung bei schlaffem oder zu großem Bauch sowie zur Kontrolle der Psyche zu empfehlen, was für die anschließende Meditation von großem Vorteil ist.

1 Stellen Sie sich aufrecht hin, nehmen Sie beide Arme in die Hüften, atmen Sie in 4 Sekunden tief und bis zur vollen Lungenkapazität ein. Atmen Sie in 4 Sekunden

1

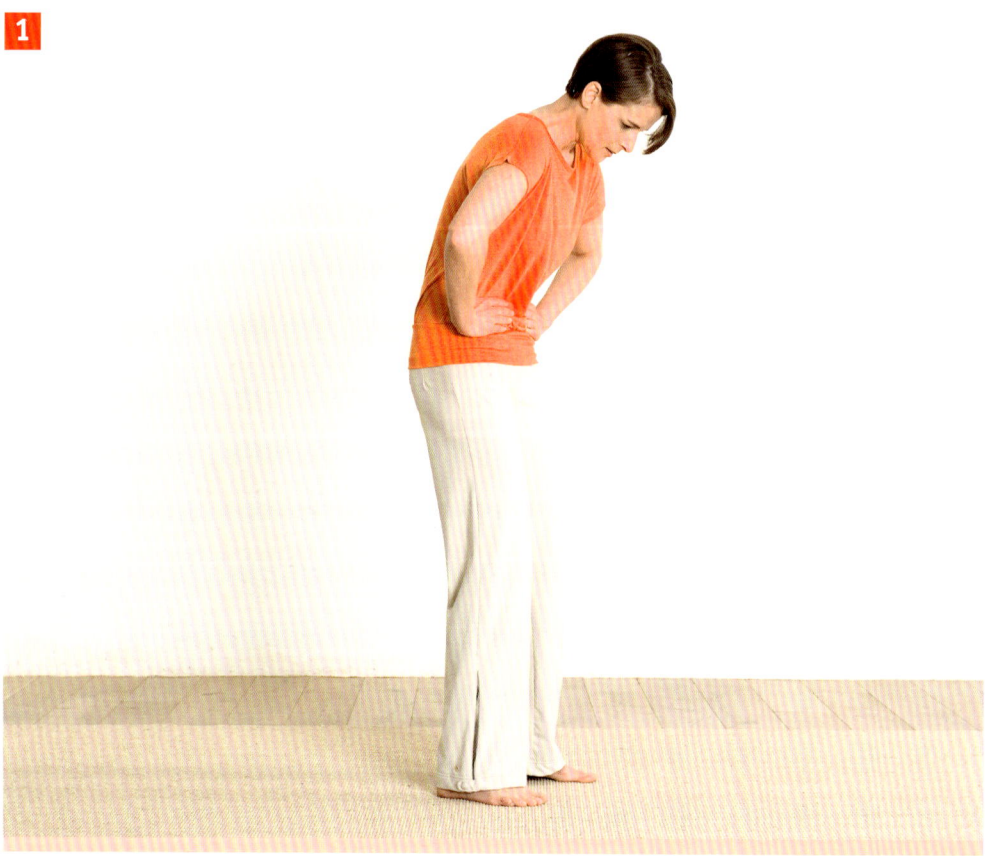

vollständig aus, wobei Sie sich etwas nach vorn beugen und die ganze Bauchmuskulatur nach innen zur Wirbelsäule hin pressen.

2 Gleichzeitig drücken Sie die Muskulatur zwischen Genitalien und Anus senkrecht nach oben. Das können Sie zu Anfang vielleicht nicht gleich spüren. Wichtig ist aber, dass Sie sich dies vorstellen und versuchen, Druck nach oben zu geben. Sie sollten in dieser Haltung für 8 Sekunden ohne einzuatmen verbleiben, sich nicht verkrampfen und doch gleichzeitig mit aller mentalen und körperlichen Kraft den Druck nach oben ausführen. Lockern Sie langsam Ihre Muskulatur und atmen Sie tief und gleichmäßig bis zur vollen Kapazität ein. Stehen Sie wieder völlig aufrecht und atmen Sie für eine ½ Minute normal.

Sie können diese Atemübung maximal 2-mal wiederholen. Der Unterschied zwischen Anspannung, Druck nach oben und hinten sowie dem Entspannen beim Einatmen ist extrem. Das Wahrnehmen dieser Polarität ist wichtiger Bestandteil der Übung.

2

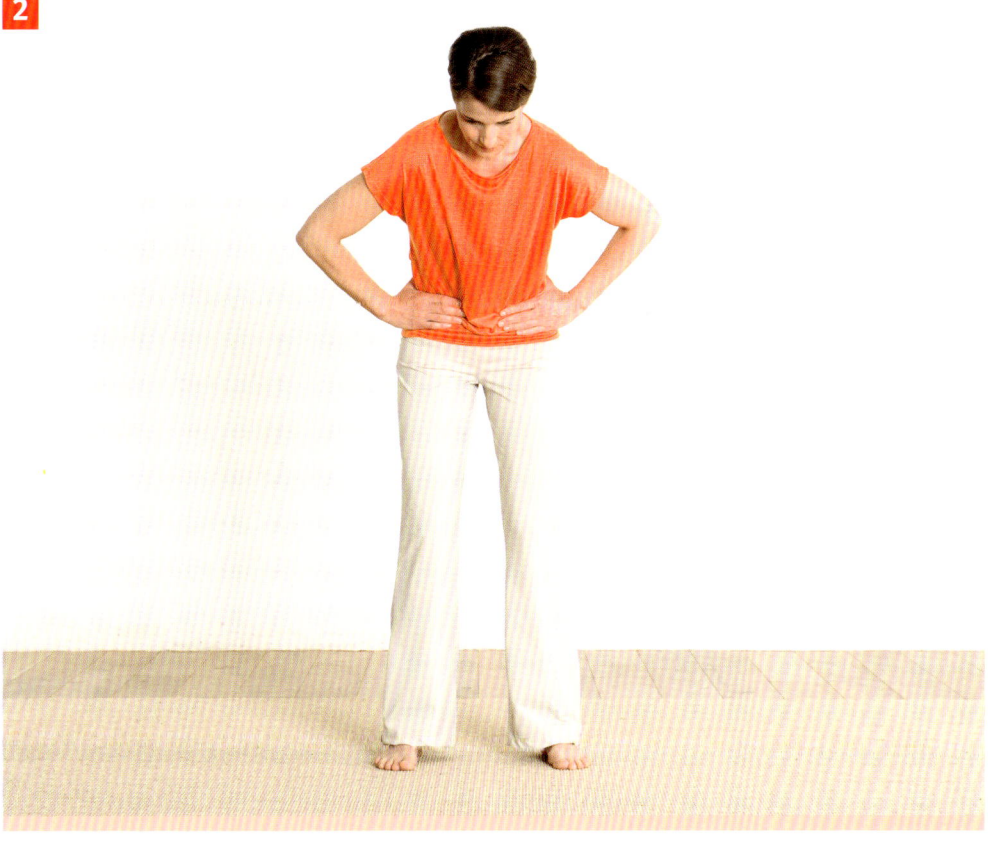

Übung 7: Morgenmeditation

Der frühe Morgen ist die beste Zeit zum Meditieren. Die Zeitqualität ist leicht, der Tag ist noch frisch und so auch das Gemüt. Die vorausgegangenen Übungen haben die Glieder gelockert, die Gefäße geöffnet und die Psyche gestärkt.

Stärkung für den ganzen Tag

Aus der Sicht der positiven Beeinflussung der psychosomatischen Immunisierung können meditative Übungen von immensem Nutzen sein. Sie verspüren eine unerschöpfliche Kraft um sich herum und in Ihnen! Diese Kraft hilft Ihnen, mit Rückschlägen und Krankheiten in Ihrem Leben viel besser fertig zu werden.

1 Setzen Sie sich nun in Richtung aufgehende Sonne in den Schneider- oder Lotussitz. Sie können auch mit ausgestreckten Beinen an der Wand lehnen oder auf einem Stuhl Platz nehmen. Voraussetzung ist, dass die Wirbelsäule senkrecht ausgerichtet ist und auf einer soliden Basis ruht. Nur so nämlich kann der Austausch von Nähr- und Botenstoffen zwischen Gehirn und Bauch stattfinden. Das gilt übrigens auch für Ihre berufliche Tätigkeit.

Legen Sie die Hände mit den Handflächen nach oben zeigend so auf Ihre Knie oder Schenkel, wie es für Sie am bequemsten ist. Schließen Sie die Augen, entspannen Sie die Gesichtsmuskulatur, feuchten Sie kurz die Lippen an und lassen Sie sie ganz entspannt leicht geöffnet oder leicht geschlossen. Wählen Sie keinen bestimmten Atemrhythmus, sondern lassen Sie ein völlig natürliches Atmen zu.

Wenn Sie von Ihrer Position aus die aufgehende Sonne sehen können, so beobachten Sie diese für einige Zeit und schließen dann die Augen. Falls das nicht möglich ist, stellen Sie sich einfach den Sonnenaufgang vor, wobei Sie die Augen geschlossen halten. Visualisieren Sie eine Straße aus Licht, die von der Sonne direkt in Ihr Herzcakra führt. Das Herzcakra liegt auf der Höhe des Herzens in der Mitte Ihres Brustkorbs. Auf dieser Straße strömt lichtvolle Energie von der Sonne her direkt in Ihr Herz. Beobachten Sie diesen herrlichen goldenen Strom. Beobachten Sie auch, wie sich dieser wärmende, Kraft spendende Strom zuerst spiralförmig und im Uhrzeigersinn im Herzcakra dreht und von dort aus in den ganzen Körper fließt. Vertrauen Sie Ihrer Körperintelligenz, welche diese Energien genau dort hinführen wird, wo sie am meisten gebraucht werden. Wenn Sie sich von dieser positiven Energie erfüllt fühlen, spüren Sie eine tiefe Dankbarkeit. Sie wünschen sich, diese Kraft weiterzugeben.

Sie ändern den Fluss des leuchtenden Stroms. Jetzt fließt er von Ihrem Herzen zurück zur Sonne und zu allen Menschen, Tieren und Pflanzen.

Mit Zeit und Ruhe

Nehmen Sie sich mindestens 8 bis 10 Minuten Zeit für diese Meditation. Sie können den Text oben oder etwas Ähnliches auch auf Band sprechen und während der Meditation abspielen, oder Sie merken sich ihn einfach. Der Abschluss sollte sanft und nicht abrupt erfolgen. Falten Sie die Hände vor Ihrer Brust und senken Sie den Kopf etwas, wie zur Respektbezeugung. Öffnen Sie dann erst die Augen, lockern Sie die Glieder und stehen Sie langsam auf.

Als Extra am Wochenende

Nach einem warmen, kräftigenden Frühstück sind Sie bestens vorbereitet für diesen Tag.

Wenn diese Übungsfolge während der Woche nicht einzuplanen ist, dann reservieren Sie wenigstens einen Morgen am Wochenende für dieses Programm.

Das Resultat wird überwältigend sein, und vielleicht lassen Sie sich dann doch davon überzeugen, diese Übungen auch an einem anderen Tag einzubauen.

Falls das unmöglich ist, wählen Sie an solchen »eiligen« Tagen folgendes Kurzprogramm.

1

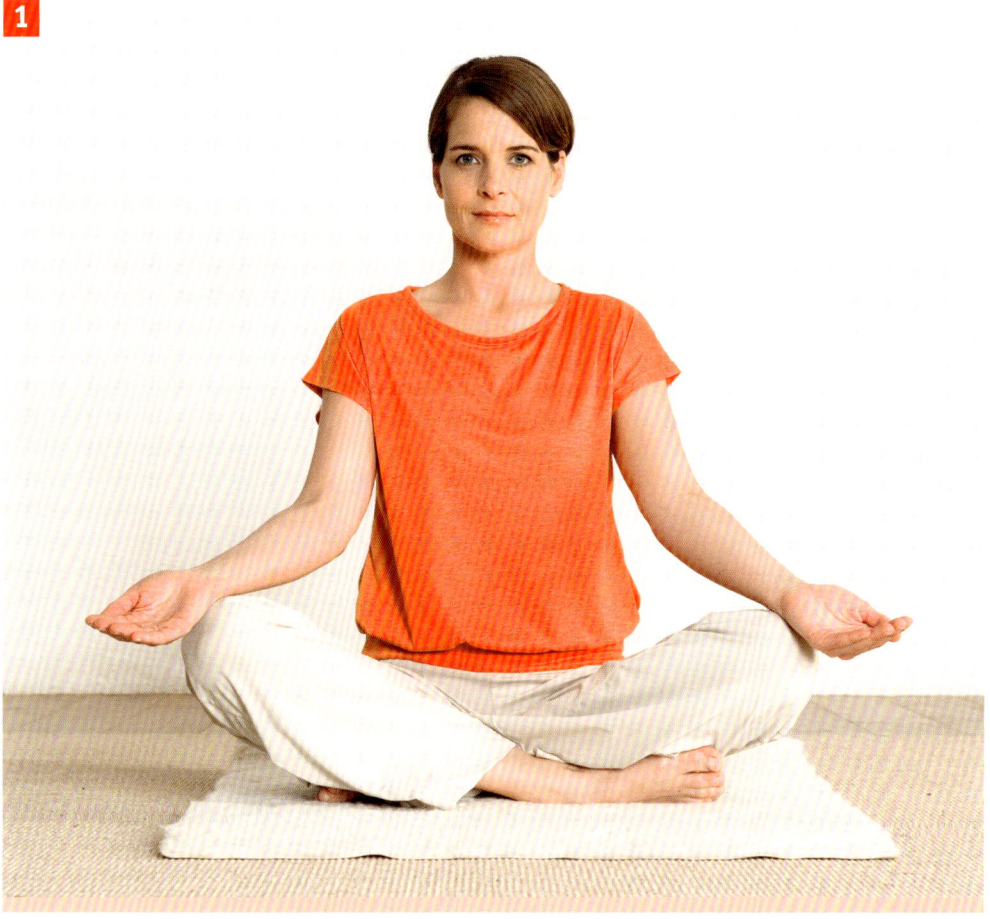

Kurzversion für eilige Tage: Sonnengruß

Diese Übung setzt sich aus verschiedenen Stellungen zusammen und wird in direkter Abfolge ausgeführt. Dabei wird die Wirbelsäule gestreckt sowie nach vorn und nach hinten gebeugt. Ideal ist, wenn Sie sich auch an die Vorgaben der entsprechenden Atmung halten können.

1 Stellen Sie sich aufrecht und mit dem Gesicht nach Osten hin. Falten Sie Ihre Hände vor der Brust zum Gruß. Atmen Sie tief aus.

2 Atmen Sie ein und heben Sie die noch immer gefalteten Hände ganz nach hinten, über den Kopf, während Sie auch das Kreuz so stark wie möglich beugen.

3 Atmen Sie aus und kommen Sie wieder nach vorn, bis Sie die Zehen berühren. Beugen Sie sich so weit, wie Sie derzeit können.

4 Atmen Sie ein und schieben Sie das rechte Bein ganz nach hinten. Der linke Fuß bleibt bei den Händen.

5 Atmen Sie aus und nehmen Sie nun auch das linke Bein nach hinten, sodass Sie in der Liegestütze sind.

6 Am Ende des Ausatmens legen Sie sich flach auf den Boden.

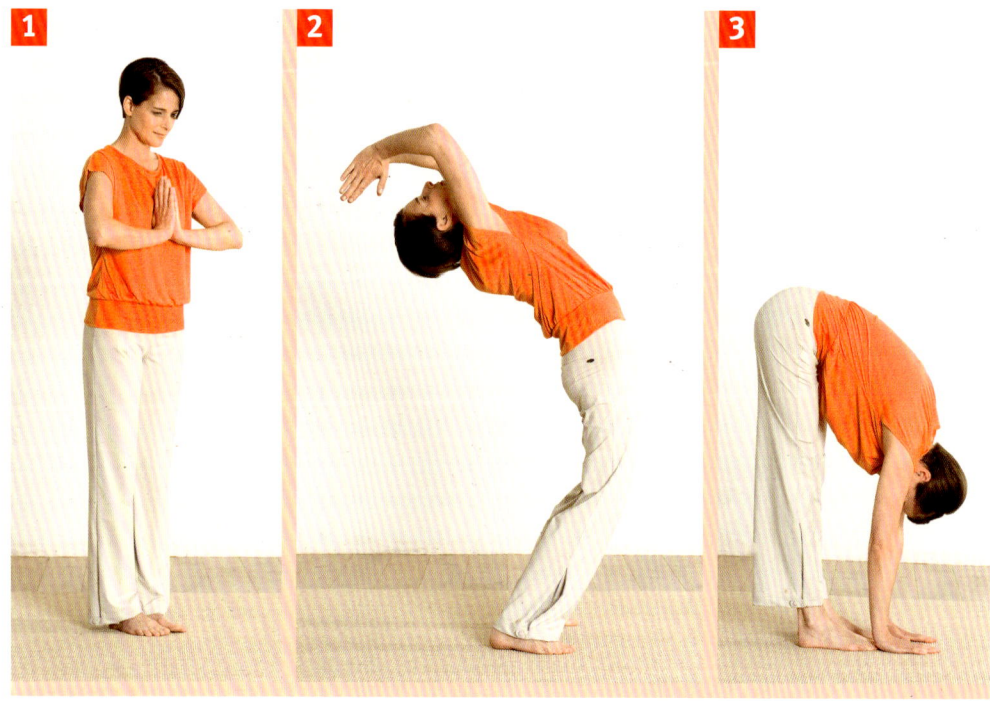

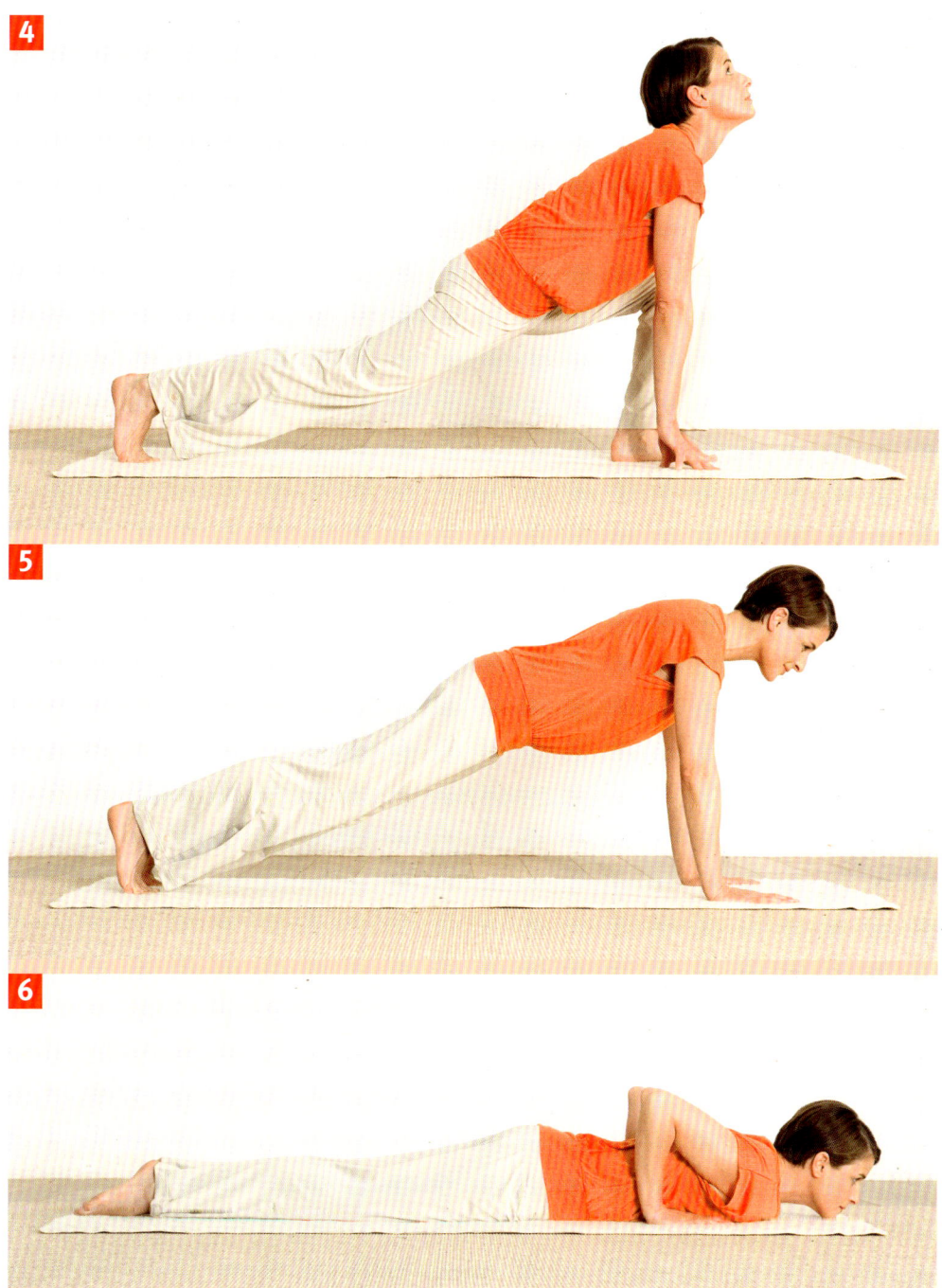

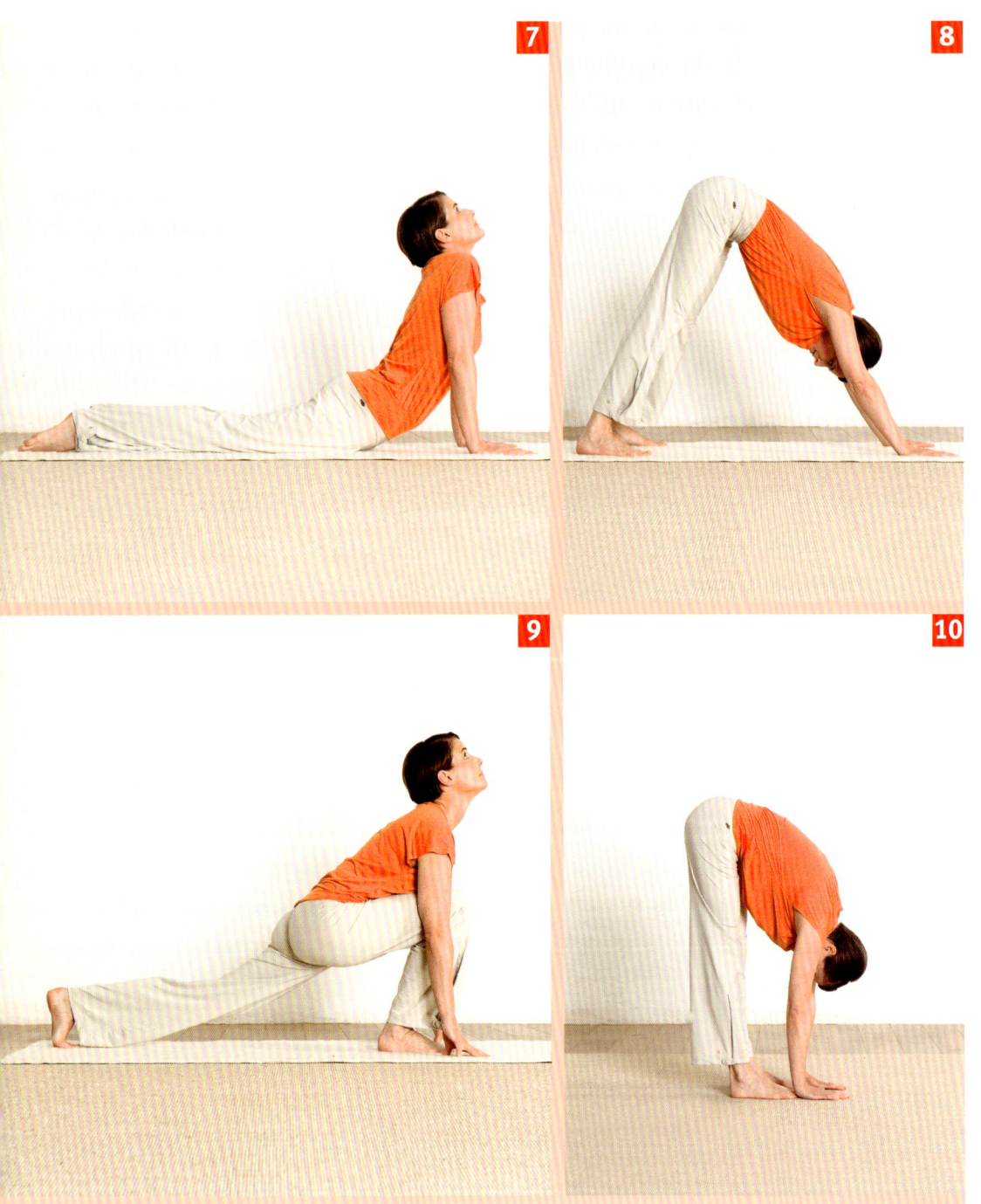

7 Legen Sie die Fußrücken ab. Beginnen Sie einzuatmen, strecken Sie die Arme durch und legen Sie den Kopf in den Nacken.

8 Stellen Sie sich mit der ganzen Fußsohle auf den Boden, atmen Sie aus und machen Sie einen hohen Katzenbuckel.

9 Atmen Sie ein und nehmen Sie den rechten Fuß nach vorn neben die rechte Hand.

10 Atmen Sie aus und holen Sie den linken Fuß nach vorn. Strecken Sie die Knie durch.

11 Atmen Sie ein, nehmen Sie die gefalteten Hände wieder hinter den Kopf und beugen Sie Ihr Rückgrat so weit es geht nach hinten.

12 Atmen Sie aus und bringen Sie die Arme nach vorn in die Ausgangsstellung.

Sie sollten diese Übung paarweise durchführen. D. h. einmal stellen Sie wie vorher das rechte Bein zuerst zurück und holen es dann auch wieder nach vorn.
Bei der zweiten Sequenz tun Sie das Gleiche mit dem linken Bein.

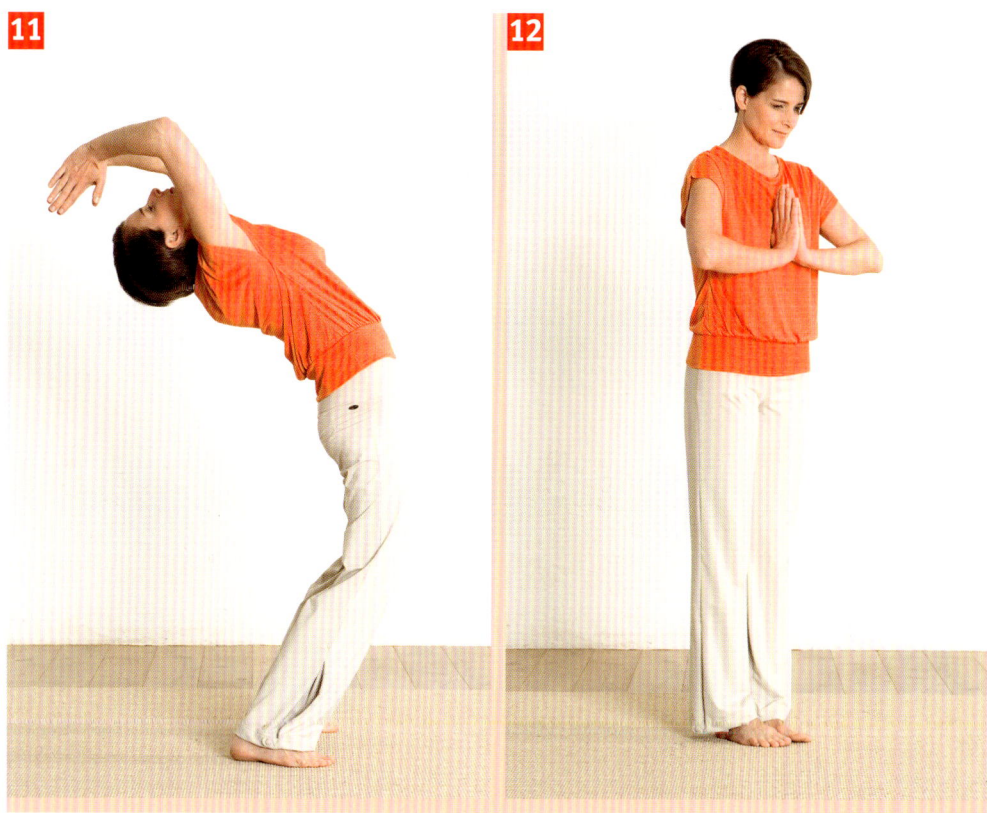

Ratschlag für die Vata-Konstitution

Sie sollten sich nach den ersten beiden stehenden Übungen (Palmenhaltung, S. 35; Dreieckspose, S. 38 f.) hinsetzen, etwas ausruhen und die nächste Übung sitzend ausführen und zwar wie folgt:

Beugen der Wirbelsäule nach vorn

1 Setzen Sie sich mit seitlich ausgestreckten Beinen auf den Boden. Legen Sie den linken Fuß an die Innenseite des rechten Oberschenkels.

2 Atmen Sie tief ein. Atmen Sie aus und beugen Sie sich so weit wie möglich nach vorn und mit dem Kopf auf oder in Richtung Knie. Verbleiben Sie in dieser Haltung für 1–2 Minuten und atmen Sie normal.

Atmen Sie ein und kommen Sie hoch. Legen Sie nun die rechte Fußsohle an die Innenseite des linken Oberschenkels. Atmen Sie tief ein. Atmen Sie vollständig aus und beugen Sie sich nach vorn und unten. Verbleiben Sie auch in dieser Stellung für 1–2 Minuten und atmen Sie normal.

Gönnen Sie sich auch eine Pause nach der Attacke-Übung (Übung 4, S. 41 ff.). Passen Sie generell auf, dass Sie sich nicht überanstrengen oder Ihrem Hang nachgeben, mehr zu tun, als gut für Sie ist. Sehr wichtig für Sie ist die meditative Haltung (s. S. 33). Damit kann Ihr hochsensibles Gemüt gestärkt und besänftigt werden. Sie eignet sich auch gut für eine kleine Pause im Alltag. Die Rippenatmung verleiht Ihrer Schüchternheit frischen Mut und kann intensiver geübt werden.

1

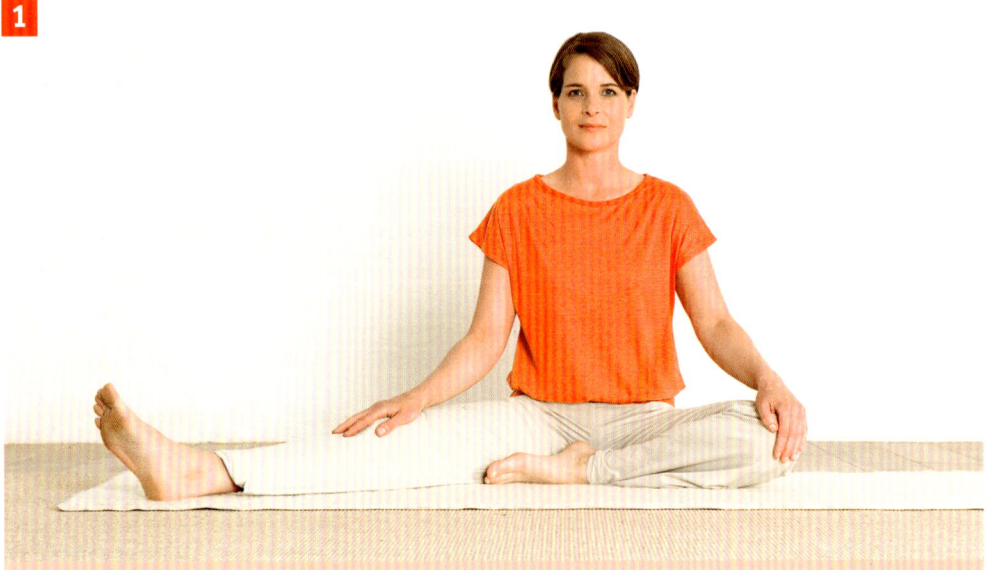

2

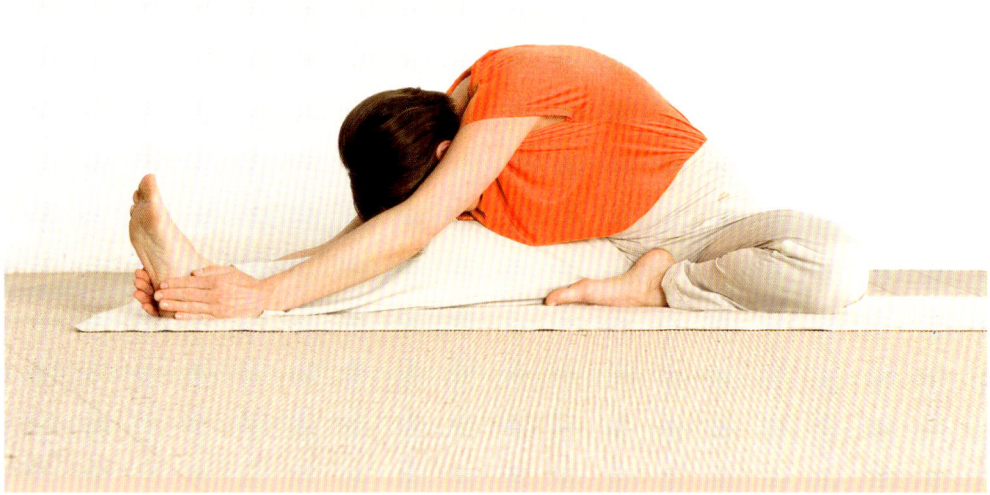

Ratschlag für die Pitta-Konstitution

Diejenigen Übungen, welche die Leber reinigen und stärken wie Dreieckspose (Übung 2, S. 38 f.), Vierbeiner (Übung 3, S. 40) und Leeren des Atems (Übung 6, S. 46 f.) sind besonders gut für Sie und können deshalb intensiver ausgeführt werden.

Geduld ist nicht gerade Ihre starke Eigenschaft, und deshalb müssen Sie sich besondere Mühe geben, das Programm auch durchzuziehen.

Denken Sie daran: Auch die beste Kämpferin oder der beste Kämpfer müssen einmal auftanken und ihre Rüstung in Stand setzen. Die Meditation (Übung 7, S. 48 f.) ist für Sie sehr wichtig, kühlt sie doch Ihr hitziges Gemüt.

Ratschlag für die Kapha-Konstitution

Wahrscheinlich ist es sehr schwierig für Sie, sich am frühen Morgen aufzuraffen. »Eine Stunde extra Schlaf bringt doch viel mehr.« Dem ist leider nicht so. Wenn Sie sich einmal überwunden haben, das warme Bett gegen morgendliche Yogaübungen zu tauschen, dann finden Sie auch Gefallen daran.

Der Kapha-Konstitution fehlen die leichten Elemente wie Wind und Feuer. Deshalb sind für Sie die Atemübungen (Brustatmung, S. 44 f., und Leeren des Atems, S. 46 f.) sowie die Atemempfehlungen für die jeweiligen Übungen sehr wichtig. Da die meisten Übungen in diesem Programm stehend ausgeführt werden oder Bewegung beinhalten, ist es für Kapha sehr empfehlenswert.

Die große Zeit in den kleinen Pausen – das Yogaprogramm für den Tag

Selbst beim anstrengendsten Job gibt es Zeitspannen, die Sie für Yoga nutzen können. Falls das wirklich nicht der Fall ist, dann ist es an der Zeit, sich diese Freiräume zu schaffen. Der Regenerationseffekt solcher Praktiken ist um ein Vielfaches höher als eventuelle Ruhepausen.

Während meiner anspruchsvollen Ayurveda-Fachausbildung mache ich in den Nachmittagsstunden mit meinen Studenten 10 Minuten Yoga. Die Ermüdungsquote wird dadurch drastisch gesenkt, was sowohl für die Teilnehmer wie für die Dozenten gut ist, erhöhen sich doch Wachheit und Konzentrationsfähigkeit.

Reinigen Sie die Atmosphäre

Die folgenden Übungen können Sie am Arbeitsplatz oder unterwegs ausführen. Lüften Sie vorher den Raum gut durch. Falls Sie spüren, dass Ihre Umgebung auch energetisch belastet ist – sei es durch die vielen fremden Passanten oder sei es durch eventuelle Missgunst der Kollegen –, dann räuchern Sie den Raum einmal richtig aus! Es gibt heute eine große Auswahl an schönen Duftlampen, Räucherwerk und Kerzen für diesen Zweck. Auch ein frischer farbiger Blumenstrauß, ein Bund getrockneter Kräuter, eine kleine Pyramide oder die leisen sanften Schwingungen einer Klangschale tragen zu einer guten Atmosphäre in Ihrem Büro bei. Aber bitte keine Chemie! Sie strahlt sicher keine positive Energie ab und ist eher eine Belastung. Werden Sie zur Bürohexe oder zum Betriebsdruiden. Sie werden überrascht sein, wie gut das alles von Ihrem Umfeld aufgenommen wird.

Symmetrisch ausführen

Die folgenden fünf Übungen bewegen die Wirbelsäule in alle Richtungen. Sie sind die Grundpfeiler Ihres Tagesprogramms und müssen symmetrisch praktiziert werden. Beenden Sie daher nicht abrupt dieses Programm, sondern führen Sie bei Übungspaaren wenigstens die Gegenübung einmal aus. Das bedeutet, wenn Sie eine Haltung ausführen, bei der Sie sich vornüber beugen, dann müssen Sie den Ausgleich schaffen und sich ähnlich stark nach hinten beugen.

Auch hier gilt die Regel: Üben Sie nicht direkt nach dem Essen oder ohne vorher Darm und Blase entleert zu haben.

Übung 1: Strecken

Zuerst sollen Sie sich strecken, so weit es nur geht, um den Körper aus seiner Lethargie herauszuziehen.

1 Stehen Sie aufrecht, wenn möglich ohne Schuhe. Umfassen Sie bei hochgestreckten Armen den linken Daumen mit der rechten Hand.

2 Atmen Sie tief und 4 Sekunden lang ein. Strecken Sie die Arme so stark wie möglich senkrecht nach oben und ziehen Sie mit der rechten Hand die linke noch höher.

Stellen Sie sich dabei auf die Zehenspitzen. Verbleiben Sie in dieser Haltung für 8 Sekunden und halten Sie ohne sich zu verkrampfen den Atem zurück. Lockern Sie den Griff und Druck nach oben, leeren Sie die Lungen möglichst vollständig in 4 Sekunden. Nehmen Sie die Arme herunter. Lassen Sie die Arme locker neben Ihrem Körper. Atmen Sie normal. Wiederholen Sie die Übung 4- bis 5-mal.

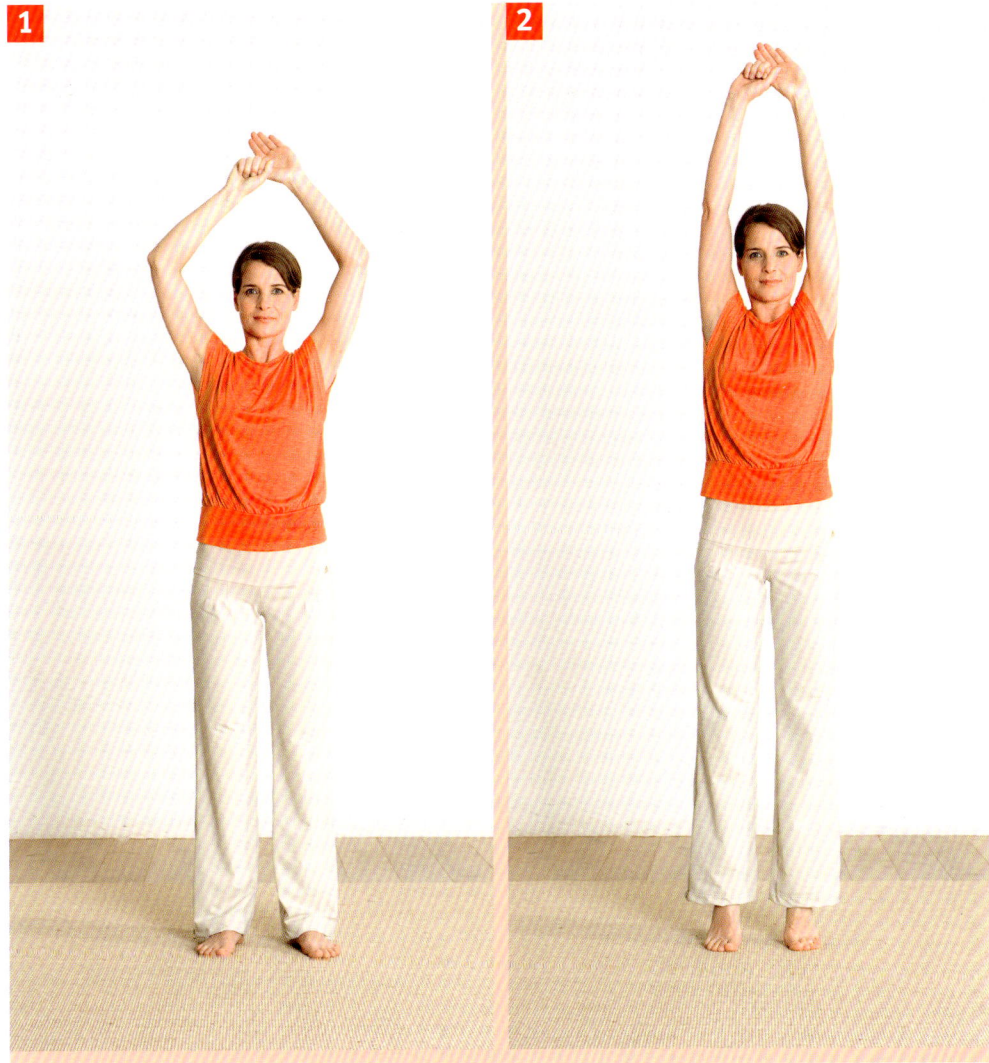

Übung 2: Seitliches Beugen

Jetzt können Sie dafür sorgen, dass die Bandscheiben und Wirbel wieder an ihren angestammten Platz kommen. Manchmal nenne ich sie auch die Klick-Klick-Stellung, denn aus dem Teilnehmerkreis folgt beim ersten Nach-unten-Gehen ein Reigen von Klicks der Lendenwirbel.

1 Stellen Sie sich aufrecht hin, die Beine stehen etwa 40–60 cm auseinander. Strecken Sie den rechten Arm senkrecht in die Höhe.

Atmen Sie in 4 Sekunden aus.

2 Atmen Sie in 4 Sekunden ein und beugen Sie sich so weit wie möglich nach links. Halten Sie die Knie unbedingt gestreckt

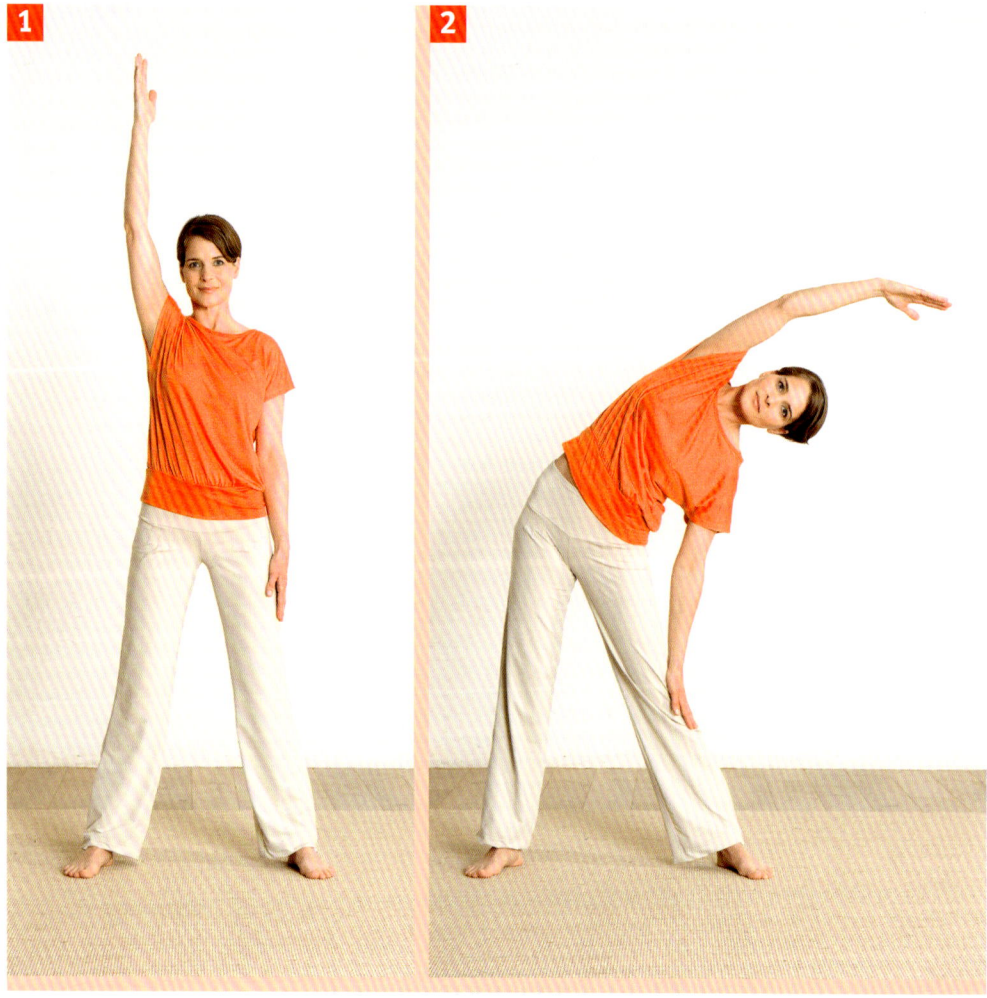

und beugen Sie sich auf keinen Fall nach vorn, sondern nur zur Seite.

Bleiben Sie in der maximalen seitlichen Beugung für 4 Sekunden. Dann auf 4 Sekunden einatmen und in die Ausgangsstellung zurück.

3 Nehmen Sie nun den rechten Arm herunter und den linken Arm hoch.

4 Atmen Sie auf 4 Sekunden tief ein und beugen Sie sich seitlich so tief wie möglich nach rechts.

Bleiben Sie für 4 Sekunden in dieser Haltung. Atmen Sie auf 4 Sekunden aus und kommen Sie wieder hoch.
Wiederholen Sie die Übung 3- bis 4-mal auf jeder Seite.

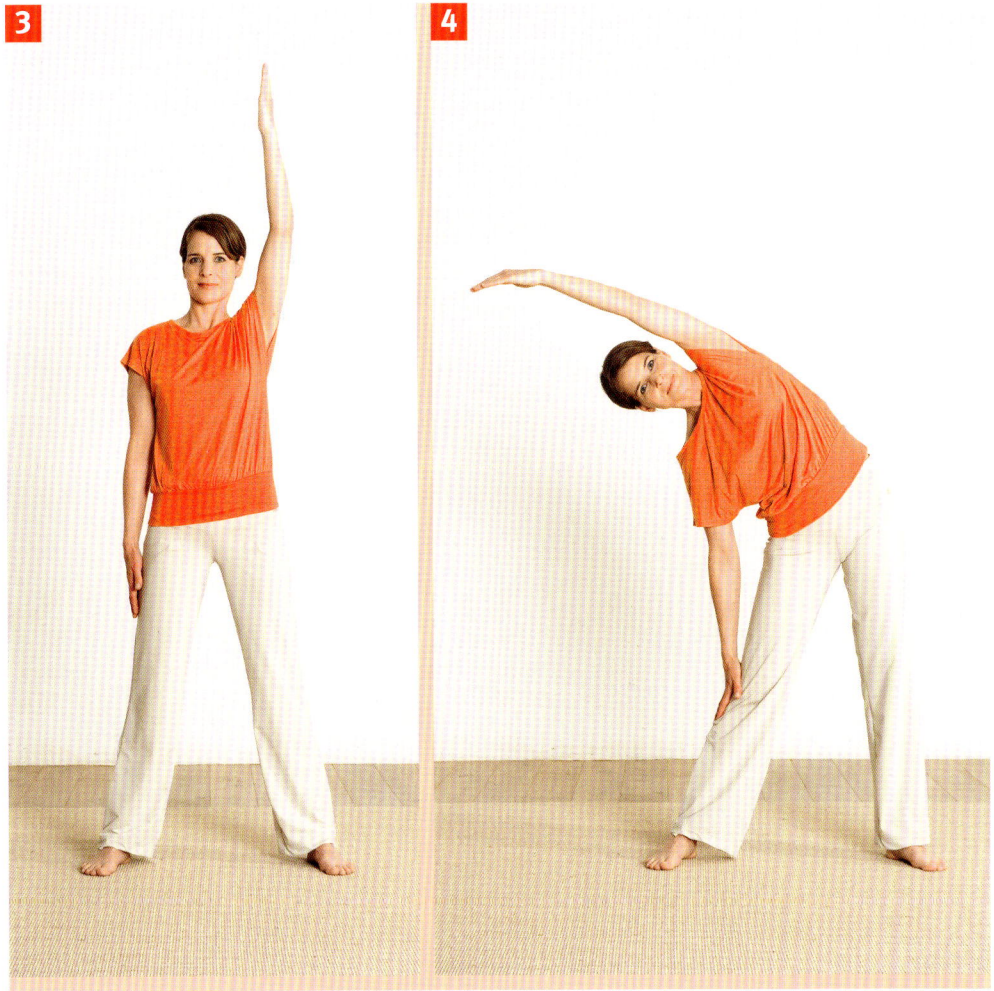

Übung 3: Knie-Stirn-Haltung

Diese Übung sorgt für ein intensives Beugen des Rückens nach vorn sowie für eine bessere Blutzirkulation im Kopfbereich.

1 Spreizen Sie die Beine 40–60 cm und überprüfen Sie Ihren festen Stand, sodass Sie nicht rutschen. Atmen Sie 4 Sekunden tief ein. Atmen Sie 4 Sekunden aus und fahren Sie mit den Händen bis zur rechten Ferse hinunter. Legen Sie den Kopf ans Knie oder so nahe, wie es Ihnen möglich ist.

Verbleiben Sie in dieser Haltung für 8 Sekunden, ohne einzuatmen. Lockern Sie alle Atemmuskeln. Atmen Sie 4 Sekunden tief ein, während Sie in die Senkrechte zurückkommen.

2 Atmen Sie gleich wieder 4 Sekunden lang aus und fahren Sie dieses Mal mit den Händen das linke Bein hinunter bis zur Ferse. Bleiben Sie 8 Sekunden unten, ohne Luft zu holen. Atmen Sie 4 Sekunden ein und kommen Sie hoch. Führen Sie diese Übung beidseitig je 5-mal aus.

1   **2**

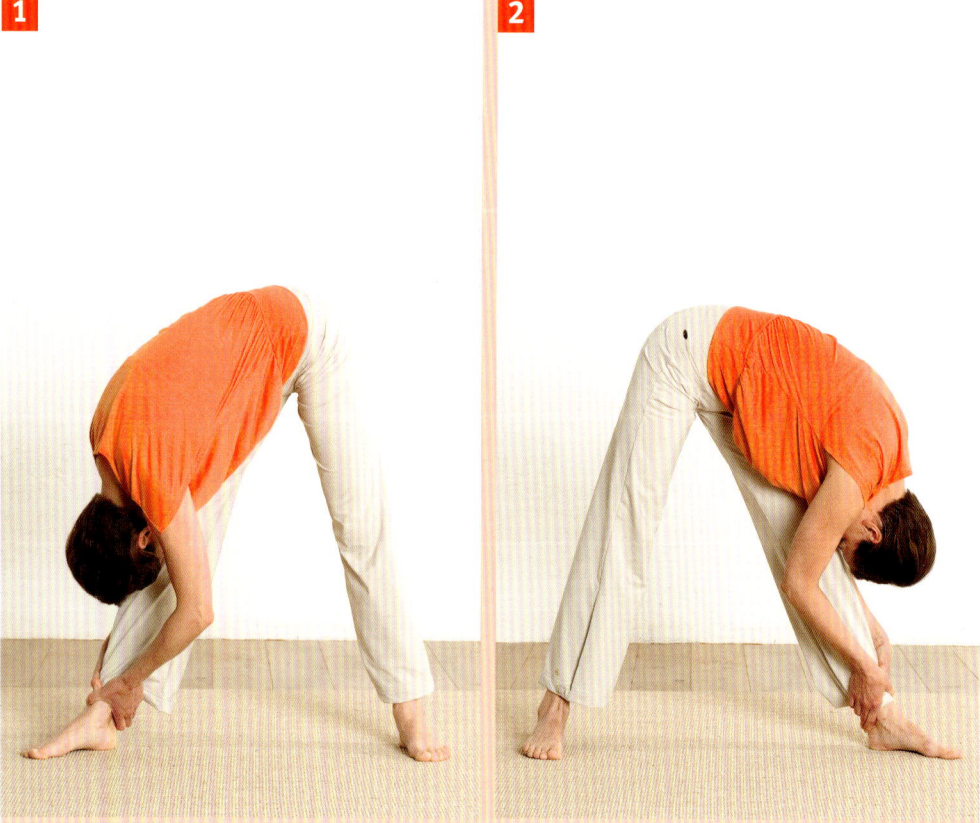

1

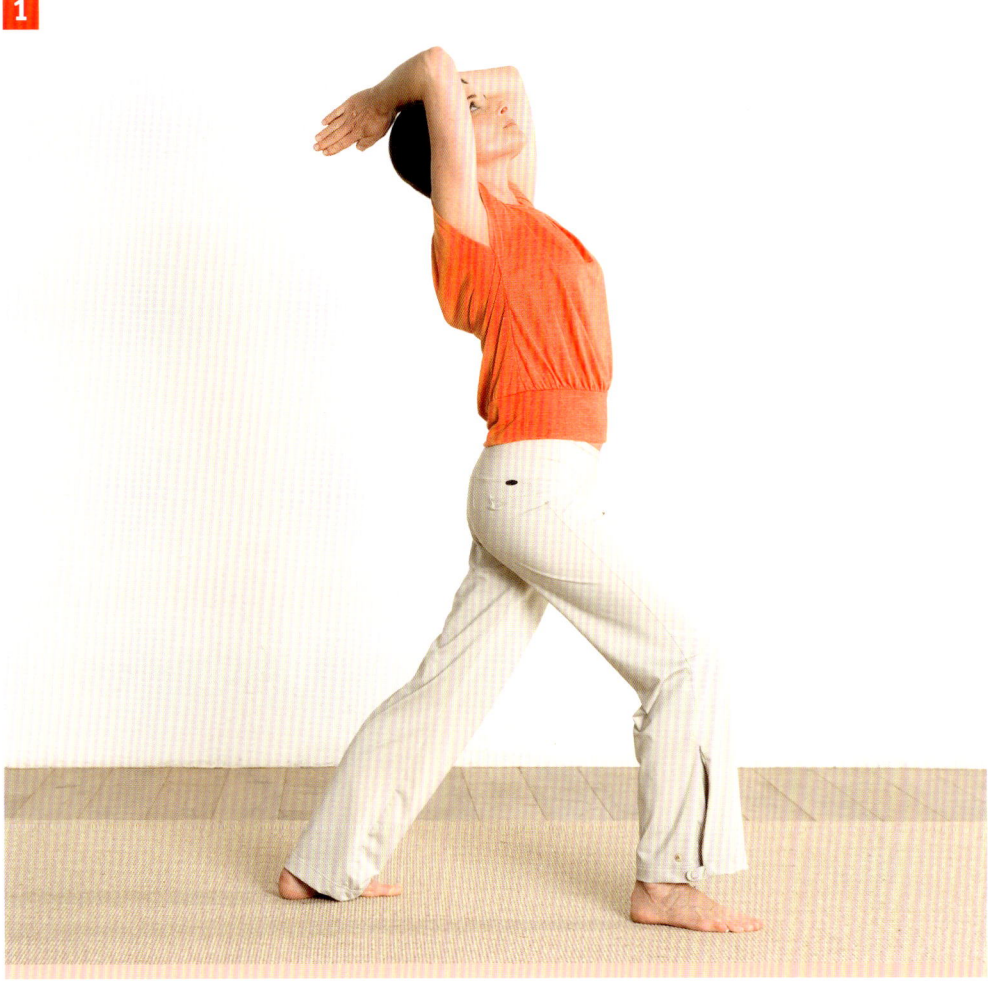

Übung 4: Tapferkeitshaltung

Diese Position beugt das Rückgrat nach hinten, hilft, Bauchfett zu beseitigen, sowie bei Verstopfung und Blähungen.

Stehen Sie aufrecht, die Füße sind parallel. Machen Sie mit dem rechten Bein einen kleinen Schritt nach vorn. Atmen Sie aus.

1 Atmen Sie tief ein, biegen Sie den Rumpf mit hochgestreckten Armen nach hinten, die Handflächen gegeneinandergepresst. Bleiben Sie eine ½–1 Minute in dieser Haltung und atmen Sie gut durch. Kommen Sie mit dem Oberkörper nach vorn und nehmen Sie das rechte Bein wieder zurück. Nun mit dem linken Bein einen kleinen Schritt nach vorn machen und die Übung wiederholen.

Übung 5: Drehsitz

Diese Haltung bietet wohltuende Entlastung für den unteren Teil der Wirbelsäule.

1 Setzen Sie sich gerade auf einen Stuhl oder auf den Boden, ohne sich anzulehnen. Heben Sie beide Arme hoch und strecken Sie diese nach vorn. Atmen Sie tief und gleichmäßig auf 4 Sekunden ein.

2 Atmen Sie auf 4 Sekunden aus und drehen Sie sich so weit wie möglich nach rechts.

Die Arme sollen parallel bleiben. Drehen Sie auch den Kopf so stark wie möglich zur Seite. Bleiben Sie in der Stellung für 4 Sekunden, die Lungen sind leer.

3 Atmen Sie ein und drehen Sie sich wieder nach vorn, sodann gleich weiter nach links und atmen Sie in 4 Sekunden aus. Bleiben Sie in dieser Haltung für 4 Sekunden. Atmen Sie ein, während Sie sich wieder nach vorn drehen.

Wiederholen Sie die Übung 3- bis 5-mal.

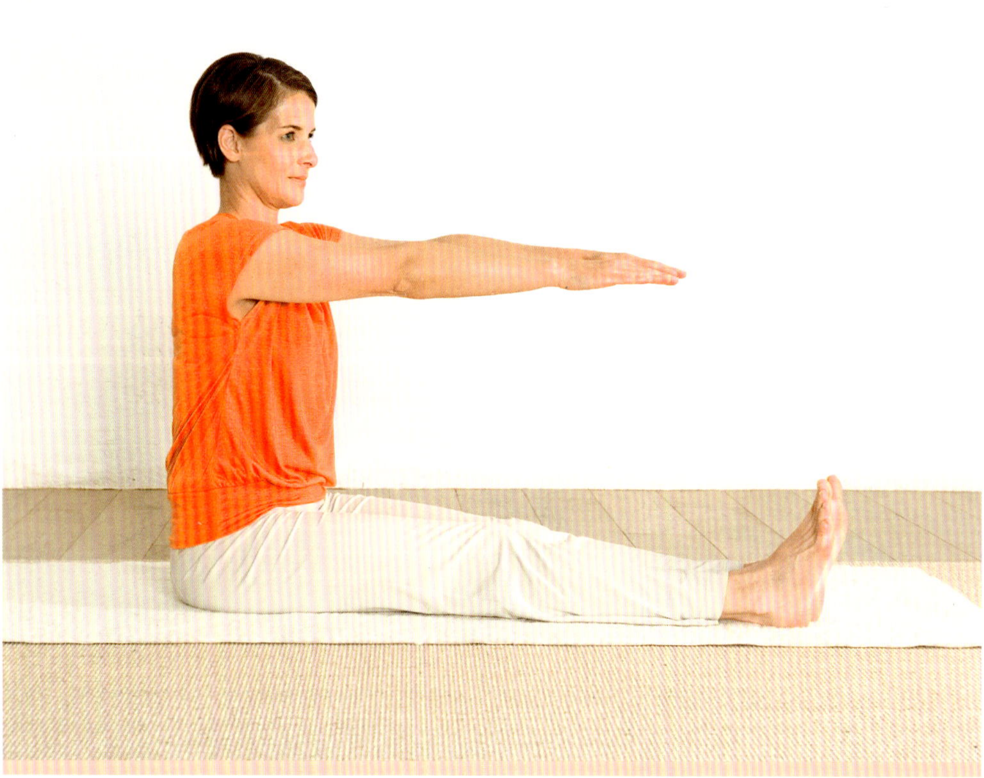

2

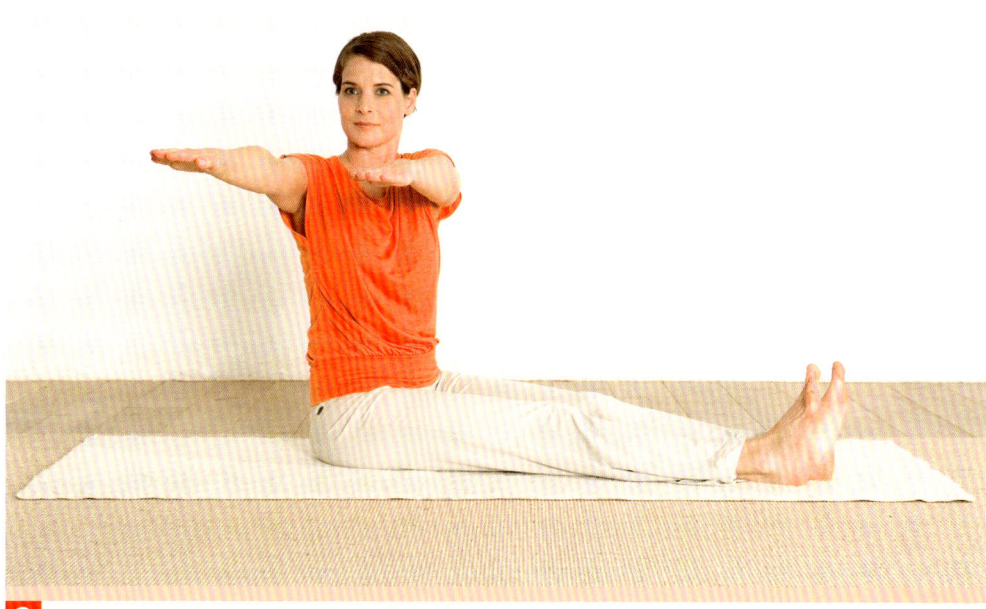

3

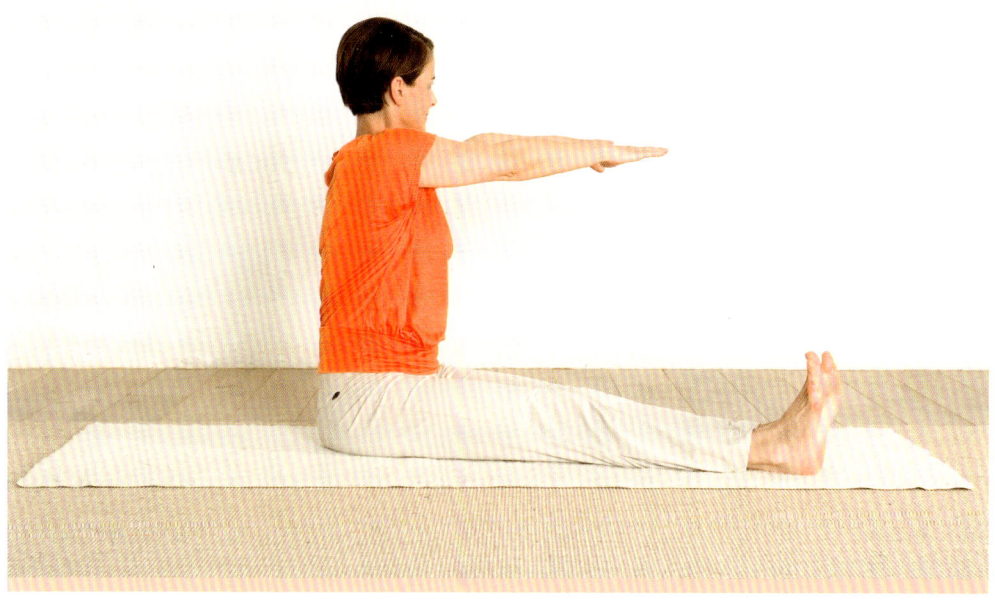

Ratschlag für die Pitta-Konstitution

Insbesondere als Pitta-Frau oder -Mann dürfen Sie dieses Programm nicht anstelle Ihres Mittagessens durchführen. Das wäre gesundheitsschädigend. Ihr Feuer konsumiert nun einmal jede Menge Brennmaterial. Eine gute Übung für Sie, für die es etwas Ehrgeiz braucht, aber Ausgleich schafft, ist die:

Waage

1 Stehen Sie auf einem Bein. Bringen Sie den Körper mit ausgestreckten Armen, nach hinten gestrecktem Bein und nach unten gerichtetem Blick genau parallel zum Fußboden. Halten Sie diese Stellung für 15 bis 30 Sekunden, normal atmen.

Wiederholen Sie die Übung mit dem anderen Bein.

Ratschlag für die Vata-Konstitution

Es ist wichtig, dass Sie diese Übungen mit einem meditativen Geist ausführen. Mit sanften harmonischen Bewegungen beim Ausführen und mit konzentrierter Atmung finden Sie zu Ihrer Mitte. Auch für Sie gilt es, keine Mahlzeiten auszulassen.

Nase-Knie-Haltung

2 Stehen Sie aufrecht, die Füße parallel, die Arme hängen seitlich locker herab. Atmen Sie tief ein. Atmen Sie aus und heben Sie das rechte Bein hoch. Umfassen Sie es mit beiden Armen und drücken Sie es mit aller Kraft gegen den Unterleib. Den Kopf etwas nach vorn senken, sodass Sie mit der Nase Ihr Knie berühren. Atmen Sie gut durch und versuchen Sie, eine ½ bis 1 Minute die Stellung zu halten. Die Beinstellung wechseln, wiederholen.

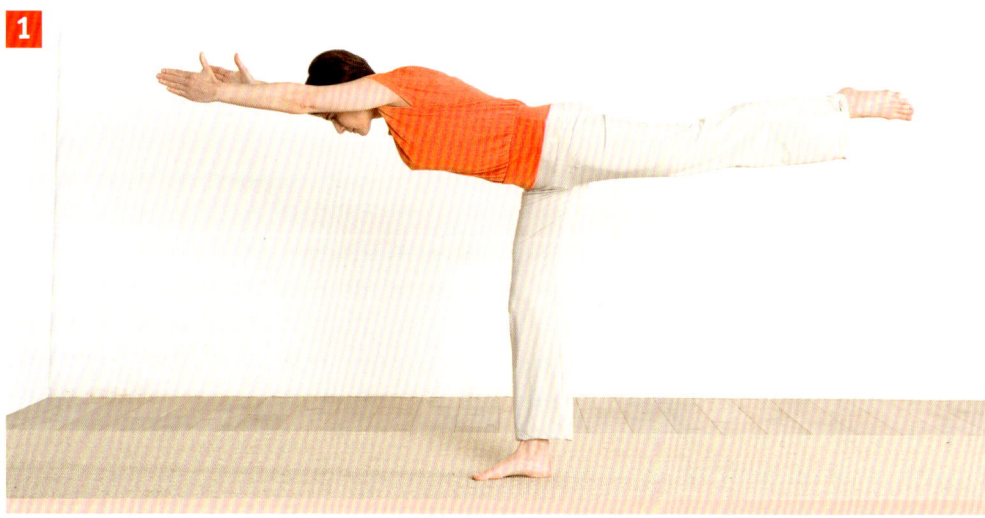

2

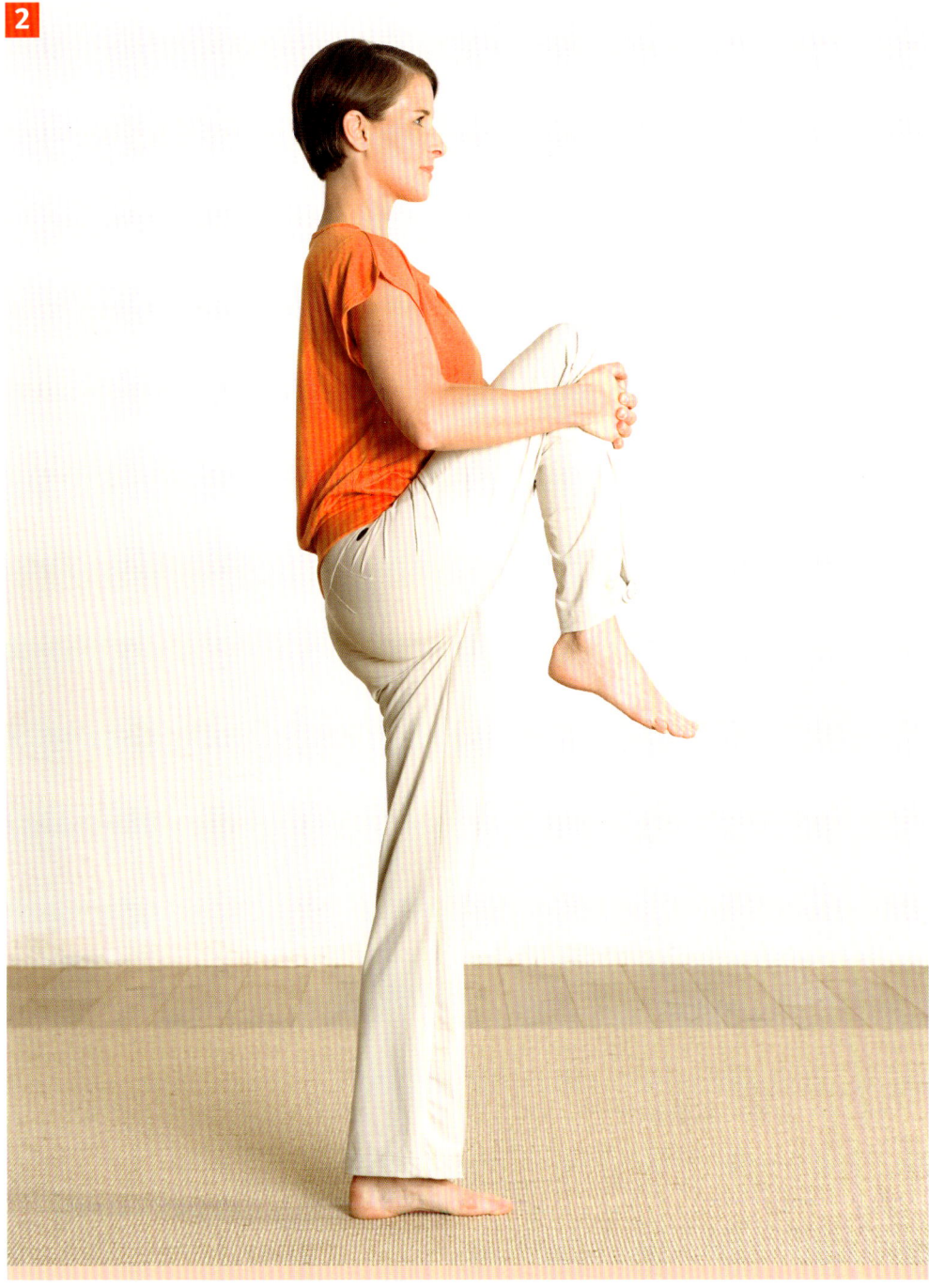

Ratschlag für die Kapha-Konstitution

Die angezeigte Atmung ist sehr wichtig für Sie beim Üben; so sorgen Sie für mehr Wind-Element in Ihren Körper. Da Sie einen stabilen Körperbau besitzen, etwas untersetzt sind oder beides, ist es wichtig, dass Sie die Zirkulation in den Beinen und Füßen verbessern. Das können Sie mit der Zusatzübung – einer Kombination von zwei klassischen Yogastellungen – effektiv anstellen. Nach ihrer Ausführung fühlen Sie ein gestärktes Selbstvertrauen, daher die Bezeichnung:

Heldenpose

1 Stellen Sie sich aufrecht hin, die Füße parallel, heben Sie die Arme waagrecht nach vorn und atmen Sie in 4 Sekunden tief ein.

2 Halten Sie den Atem an und beugen Sie die Knie langsam durch, bis Sie auf den angehobenen Fersen zu sitzen kommen.

3 Atmen Sie aus und machen Sie mit dem rechten Fuß einen kleinen Schritt nach vorn. Halten Sie möglichst das ganze Gewicht auf der linken Ferse, legen Sie

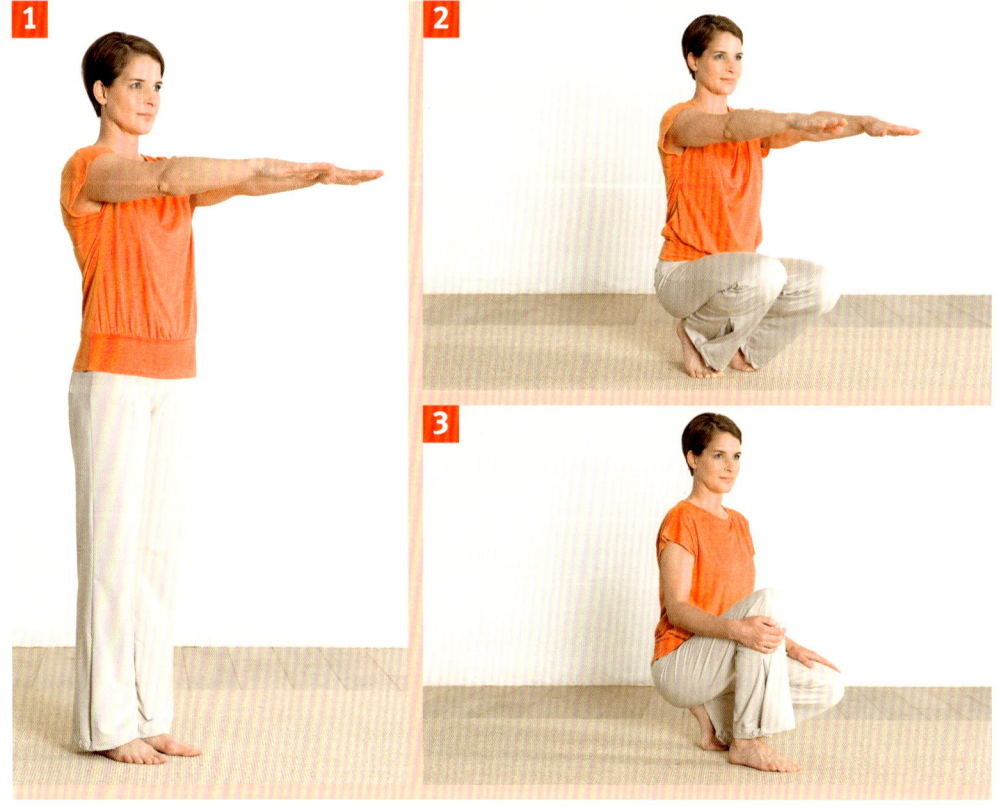

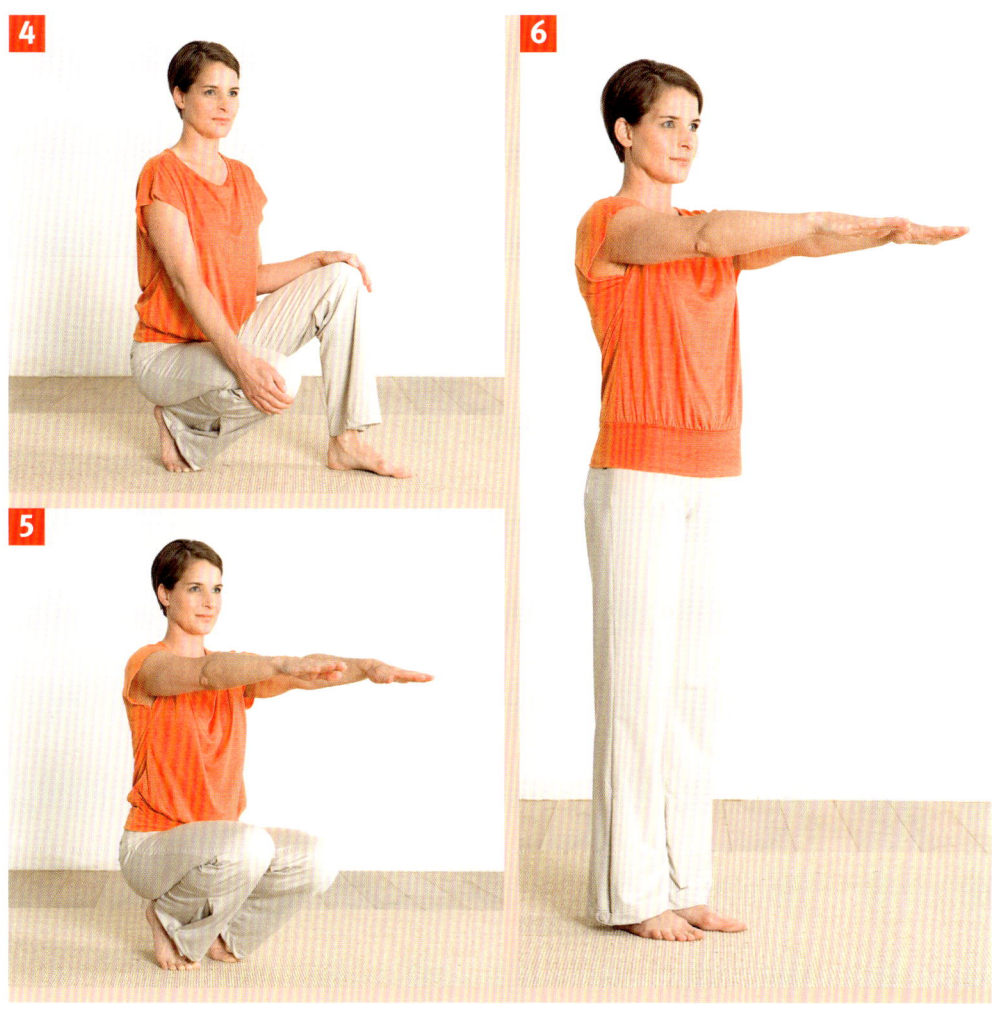

beide Hände auf die Knie, halten Sie diese Stellung für eine ½ Minute und atmen Sie völlig normal.

4 Lehnen Sie sich etwas nach vorn und machen Sie mit dem hinteren Fuß einen Schritt nach vorn. Setzen Sie sich nun auf die rechte angehobene Ferse und bleiben Sie so für eine weitere ½ Minute.

5 Bringen Sie nun beide Fersen wieder parallel zueinander. Heben Sie die Arme wieder waagrecht nach vorn und atmen Sie 4 Sekunden tief ein.

6 Halten Sie den Atem und strecken Sie die Knie langsam durch, bis Sie in 8 Sekunden aufrecht stehen. Atmen Sie normal und lockern Sie die Glieder.

Lernen Sie den Tag erfüllt zu beschließen – das Yogaprogramm für den Abend

Sie sind zwar jetzt beweglicher als am frühen Morgen, aber durch die vielen Einflüsse und Eindrücke des Tages nicht harmonischer. Und weil der Abend unbegrenzt ist, gibt es ein größeres Programm mit etwas schwierigeren Übungen. Falls Ihnen das anfangs Probleme bereitet, können Sie für einige Zeit in den Abendstunden auch das Morgenprogramm üben und es durch dieses Programm ersetzen, sobald Sie flexibel genug sind.

Zeit zur Reinigung

Viele Eindrücke haben sich während des Tages angesammelt. Deshalb beginnen wir mit einer meditativen Yogahaltung. Im Programm sind alle Übungen für die Wirbelsäule enthalten. Wegen der Belastung der Beinvenen müssen wir auch eine Übung zur Umkehr der Blutzirkulation machen. Zur Harmonisierung der subtilen Energien üben wir das wechselseitige Atmen. Das bringt Sie wieder zu sich selbst. Ideal ist, wenn Sie eine kurze Dusche vor dem Yoga nehmen. Wenn Sie von der Arbeit nicht verschmutzt sind, genügt ein kurzes Duschen ohne Seife. Manchmal hat man das Gefühl, energetisch belastet zu sein, aus welchen Gründen auch immer. Geben Sie dann einfach eine Hand voll Salz ins Badewasser oder vermischen Sie in einem Becher etwas Salz mit Wasser und übergießen Sie sich damit kurz vor dem letzten Abduschen. Salz besitzt die wertvolle Eigenschaft, dass es negative Schwingungen an sich bindet. Diese Maßnahme ist besonders empfehlenswert, wenn Sie bei Ihrer Arbeit direkten Körperkontakt mit Menschen haben.

Ihr Magen sollte leer sein, d. h. die letzte größere Mahlzeit sollte mindestens 3 Stunden zurückliegen. Wenn Sie sich schwach fühlen, können Sie etwas Leichtes wie eine gut gewürzte Suppe zu sich nehmen. Das ist besser als erschöpft zu üben.

Übung 1: Ausklinken im Keil

Vajra, wie diese Übung im Sanskrit heißt, ist nicht nur ein gewöhnlicher Keil, sondern der Donnerkeil des Götterkönigs Indra, vergleichbar mit der Waffe des mächtigen Zeus. Diese Übung ist eine ungeahnte Kraftquelle.

Entspannend und lösend

Die Liste der Indikationen, bei denen diese Übung helfen kann: Durchblutungsstörungen der unteren Extremitäten, Arthritis der Hüft-, Knie-, Fuß- und Zehengelenke, Gicht und Verdauungsstörungen. Bei dieser Übung wird keinerlei Druck auf die Organe im Bauchbereich ausgeübt. Sie können sich deshalb perfekt entspannen. Falls es für Sie zu schwierig ist, die Knie so stark durchzubeugen, legen Sie sich einfach ein Kissen zwischen Gesäß und Unterschenkel.

1 Knien Sie sich hin, legen Sie beide Fußrücken auf den Boden und setzen Sie sich nun auf Ihre Fersen. Überprüfen Sie, ob der Rücken aufrecht gehalten wird. Halten Sie dazu die Hände an den Hals und stoßen Sie ihn sanft nach oben. So streckt sich die Wirbelsäule sehr schnell. Legen Sie die Hände mit den Handflächen nach oben so auf Ihre Schenkel, wie es Ihnen am bequemsten erscheint.

2 Legen Sie ein Kissen unter, falls dies bequemer für Sie ist. Schließen Sie die Augen und atmen Sie völlig entspannt. Beobach-

ten Sie einfach Ihre Atmung. Bei einem Spaziergang am Meer sehen Sie, wie die Wellen an den Strand laufen, um dann wieder hinaus ins Meer zu fließen und mit diesem zu verschmelzen.

Gleichermaßen verhält es sich auch bei Ihrer Atmung: Je entkrampfter Sie sind, desto klarer wird diese Fusion des Ein- und Ausatmens. Beobachten Sie, entspannen Sie, genießen Sie.

Üben Sie diese Haltung, bis Ihr Geist ruhig und klar geworden ist, bis er den Ballast des Tages abgelegt hat.

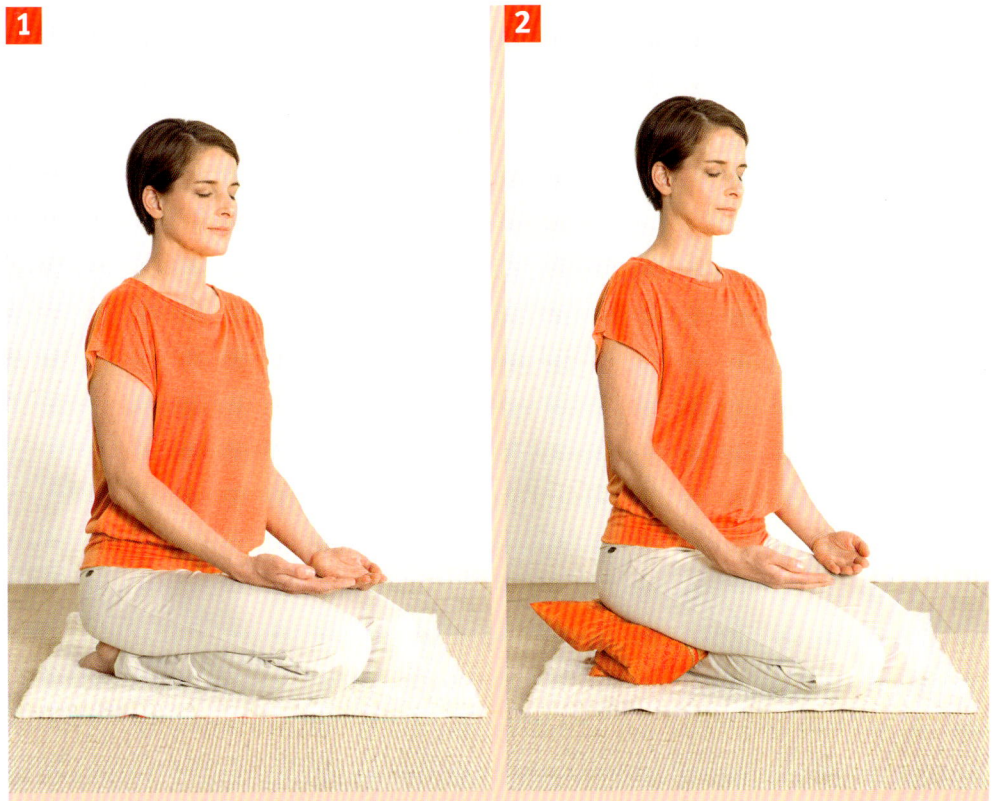

Übung 2: Kuhgesicht

Dieser Name beschreibt eine Yogahaltung und ist in Indien niemals eine Beleidigung. Vielleicht sind Sie gereizt, verspüren Wut auf jemanden, oder Sie haben versteckte oder unterdrückte Aggressionen.

Besänftigt Aggressionen

Diese Haltung kann alle Arten von Aggressionen beseitigen. Sie hilft bei sexuellen Störungen, Schlafproblemen, Sodbrennen oder Appetitlosigkeit. Die Schulterblätter, Schultergelenke sowie der ganze Brustwirbelbereich werden gelöst und tonisiert. Gleichzeitig trägt die besondere Stellung der Beine aber auch zur Stärkung der Gelenke der unteren Extremitäten bei. Des Weiteren ist es auch eine wunderbare Übung für Asthmatiker oder bei Schwäche der Lungen und Bronchien. Für die anfänglichen Schwierigkeiten und Unbequemlichkeiten werden Sie also mehr als angemessen entschädigt.

1 Setzen Sie sich mit ausgestreckten Beinen auf den Boden und legen Sie das linke Bein so unter das rechte, dass die linke Ferse am rechten Hüftgelenk anliegt. Stellen Sie das rechte Bein über den linken Oberschenkel, damit die rechte Ferse idealerweise am linken Hüftgelenk liegt. Falls nicht möglich,

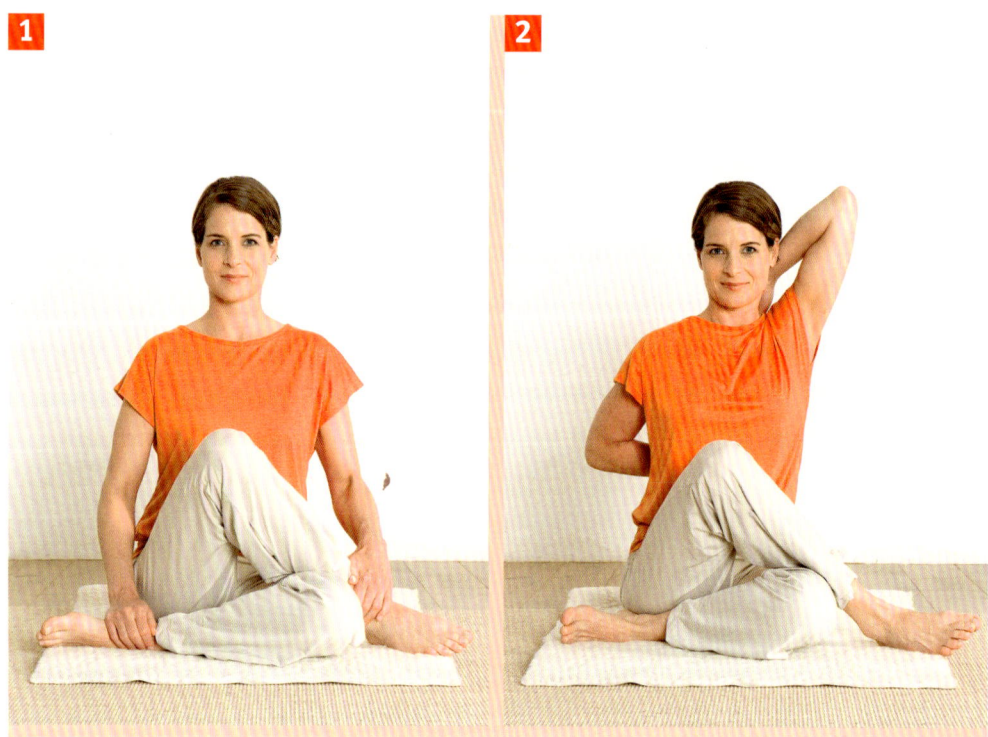

dann stellen Sie den Fuß weiter vorn auf den Boden. Versuchen Sie, gerade zu sitzen.

2 Nehmen Sie nun den rechten Arm hinter den Rücken und die Hand möglichst hoch zu den Schultern.

3 Heben Sie den linken Arm nach oben-hinten und versuchen Sie, die rechte Hand oder die Fingerspitzen zu greifen.

4 Falls das nicht möglich ist, können Sie ein kleines Handtuch zu Hilfe nehmen.

Halten Sie den Kopf gerade nach vorn gerichtet. Verbleiben Sie in dieser Stellung für 1–3 Minuten und atmen Sie tief und regelmäßig durch die Nase ein und aus. Wenn Sie ein Handtuch benutzen, bringen Sie allmählich die Hände näher zusammen.

Wiederholen Sie die Übung auf der Gegenseite, d. h. Sie wechseln die Beinstellung und nehmen dieses Mal den linken Arm hinter den Rücken und den rechten nach oben-hinten. Halten Sie auch diese Stellung für 1–3 Minuten.

Auch wenn Ihnen diese Übung anfangs Mühe und etwas Schmerzen in den Schultern bereitet – sie lohnt sich wirklich.

Ihre Beweglichkeit und Durchblutung im Schulterbereich wird gefördert wie sonst kaum bei anderen Übungen.

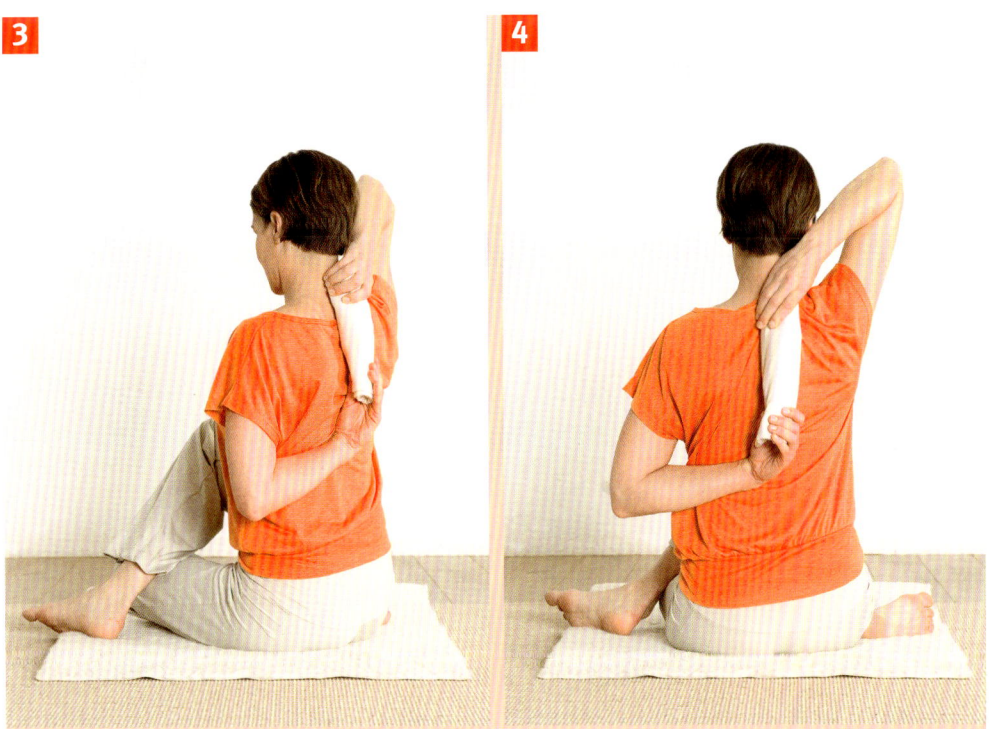

Übung 3: Berg

Die Bergpose streckt und beugt den Rücken. Durch die sitzende Haltung kommt eine starke Erdverbundenheit zustande, wie es der Natur des Berges entspricht. Die Rücken-, Bauch- und Schultermuskulatur wird stark beansprucht und dadurch gestärkt. Als Zusatzeffekt wird das Gewebe von Hüften und Bauch fester.

1 Setzen Sie sich in den Schneider- oder Lotussitz. Heben Sie die Arme über den Kopf und bringen Sie die Handflächen

1

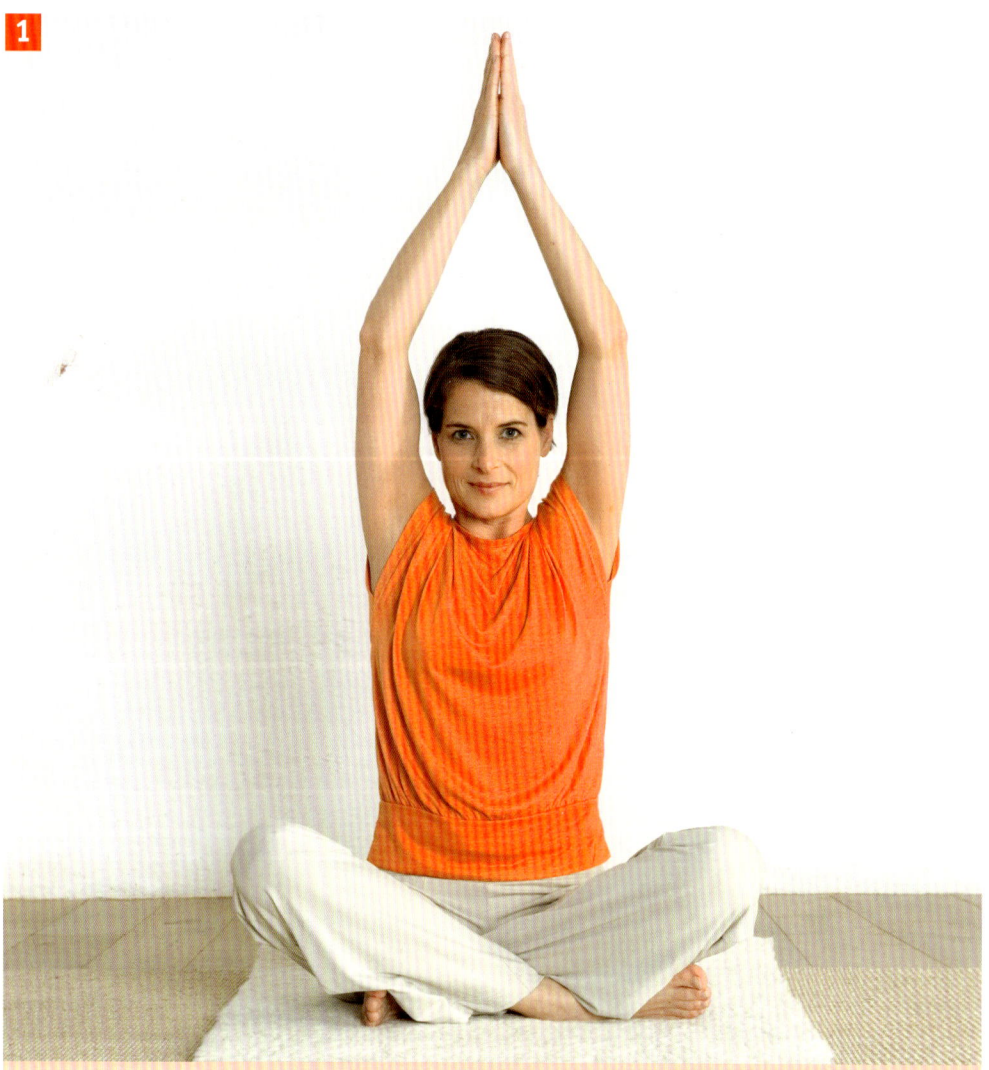

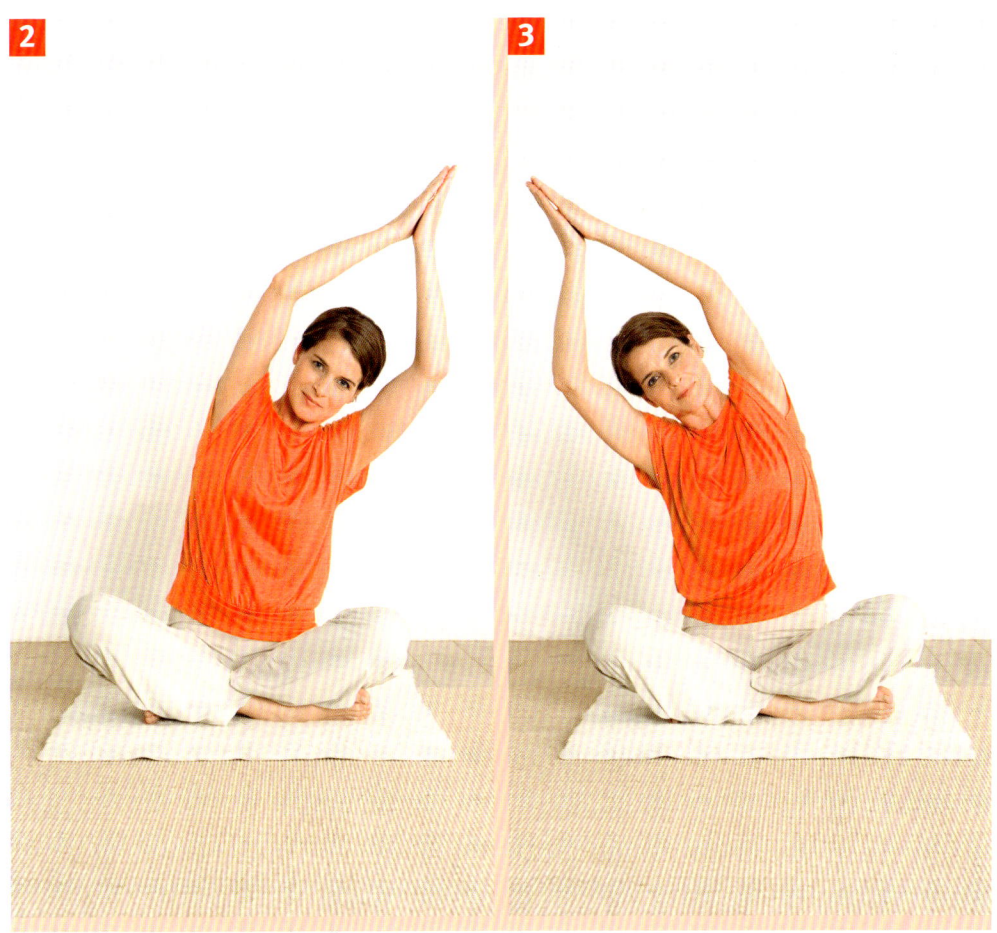

zusammen. Atmen Sie tief ein und versuchen Sie eine maximale Streckhaltung der Arme. Atmen Sie normal und halten Sie die Stellung für eine ½–1 Minute.

2 Halten Sie die Arme gestreckt und beugen Sie sich langsam so stark wie möglich nach links.
Sie müssen gut darauf achten, Ihr Gleichgewicht zu halten. Krümmen Sie die Wirbelsäule an ihrer untersten Basis.

3 Kommen Sie zurück in die vertikale Streckung und beugen Sie sich dann nach rechts.

Gehen Sie zurück in die vertikale Stellung, lockern Sie dann langsam die Arme und nehmen Sie diese nach unten, legen sie für einige Zeit in Ihren Schoß, die Handflächen ineinander und nach oben schauend. Entspannen Sie sich. Bleiben Sie so sitzen, bis Sie völlig normal atmen.

Übung 4: Zeichen

Dies ist eine wunderbare Übung, das Rückgrat nach vorn zu beugen, gleichzeitig die inneren Organe zu komprimieren und die Blutzirkulation im Kopfbereich zu erhöhen. Entsprechend wirksam ist sie bei Erkrankungen der Leber, z. B. Hepatitis, oder Problemen mit dem Gallenfluss, bei Verstopfung und

bei Erkältungskrankheiten. Zudem wird das Herz gekräftigt. Wichtig ist eine konsequente kräftige Atmung, denn in der Stellung selbst müssen die Lungen vollkommen leer sein.

1+2 Setzen Sie sich in den Schneider- oder Lotussitz. Nehmen Sie beide Arme hinter den Rücken. Umfassen Sie mit der linken Hand das rechte Handgelenk.

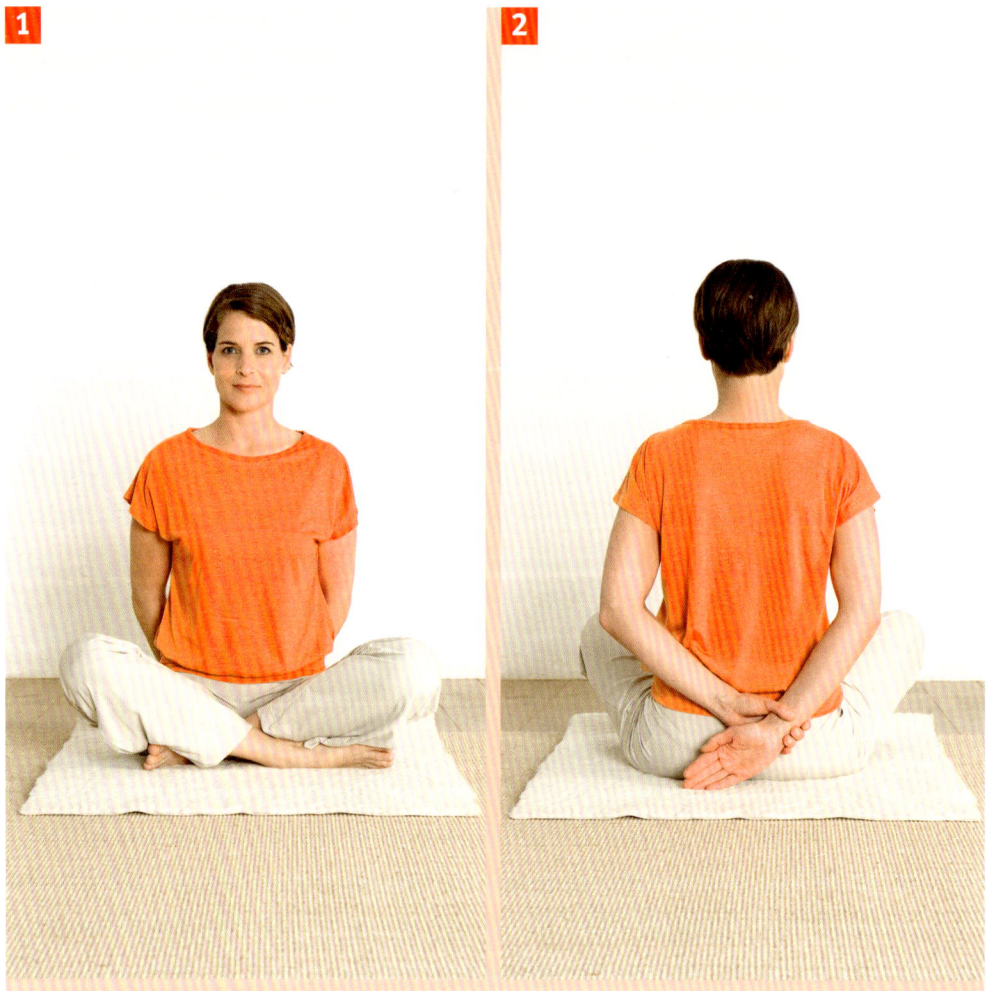

Atmen Sie auf 4 Sekunden tief und vollkommen ein, während Sie die Schultern zurücknehmen und den Brustkorb maximal expandieren.

3 Atmen Sie gleich wieder auf 4 Sekunden gleichmäßig aus und beugen Sie sich nach vorn Richtung rechtes Knie, das Sie zuerst mit der Nase und dann mit dem Kinn berühren sollen.

Verbleiben Sie ohne Luft in den Lungen 8 Sekunden lang in dieser Position und lockern Sie Ihre Schultern.

4 Atmen Sie auf 4 Sekunden ein und kommen Sie in die aufrechte Haltung mit nach hinten gezogenen Schultern zurück. Gleich wieder ausatmen und zum linken Knie nach vorn beugen, Schultern lockern, nicht atmen und 8 Sekunden unten bleiben. Jetzt wieder langsam und auf 4 Sekunden einatmen, hochkommen und die Schultern zurücknehmen. Auf 4 Sekunden ausatmen und wieder zum rechten Knie hin runterbeugen. 8 Sekunden mit entleerten Lungen unten bleiben. Lockern und hochkommen.

Üben Sie auf jeder Seite 3- bis 5-mal.

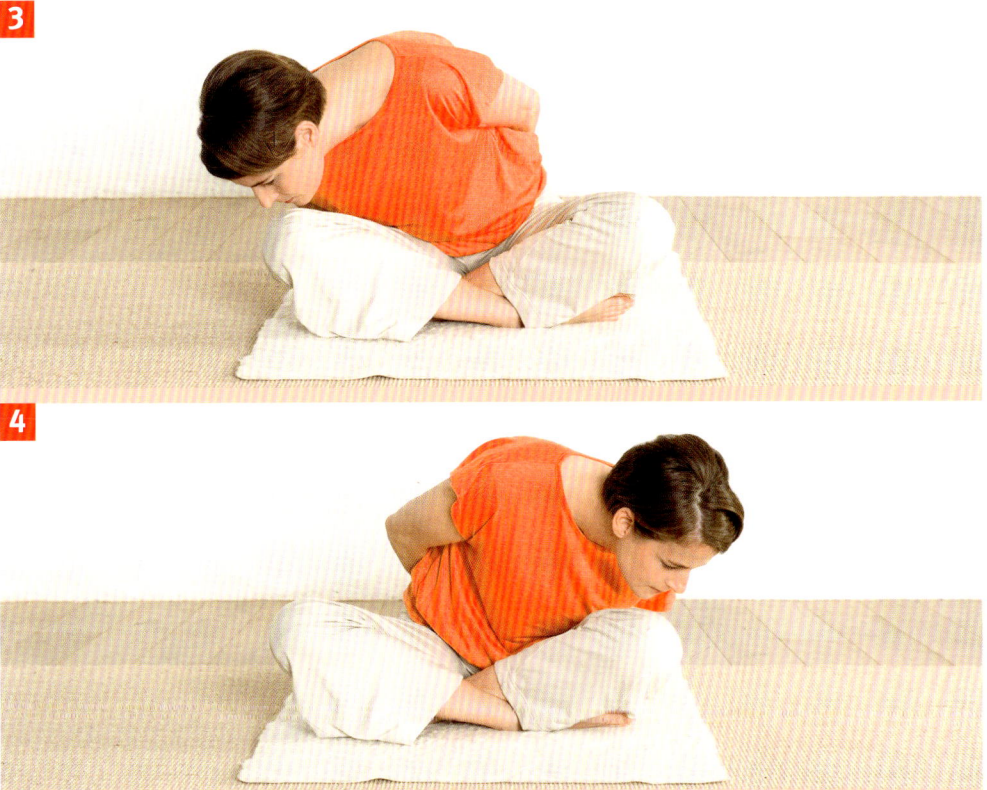

Übung 5: Schlangenhaltung

Wenn wir von einem starken Strecken der Wirbelsäule nach vorn zu dieser Übung übergehen, können wir einen richtigen Energie- und Hitzeschub im unteren Lendenwirbelbereich beobachten. Die Schlangenhaltung ist bekannt dafür, dass sie die Schlangenkraft (Kundalini) stärkt. Und wie wir alle wissen, ist es eine zwiespältige Angelegenheit, schlafende Schlangen zu wecken. So verhält es sich auch mit der Schlangenkraft.

Die Intention zählt

Was machen wir mit dieser ungeheuren Energie? Die Yogi benutzen sie sozusagen als Abschussrampe, um sich aus dieser materiellen Welt hinauszukatapultieren.

Wir, die wir noch angehaftet sind an die Freuden des irdischen Daseins, haben hingegen ganz andere Bedürfnisse.

Das Allerwichtigste und Entscheidende, wie sich solche Kräfte kanalisieren lassen, ist unsere Intention. Bei allem, was wir tun, steht zuerst die Absicht. Sie ist das Flussbett, durch

1

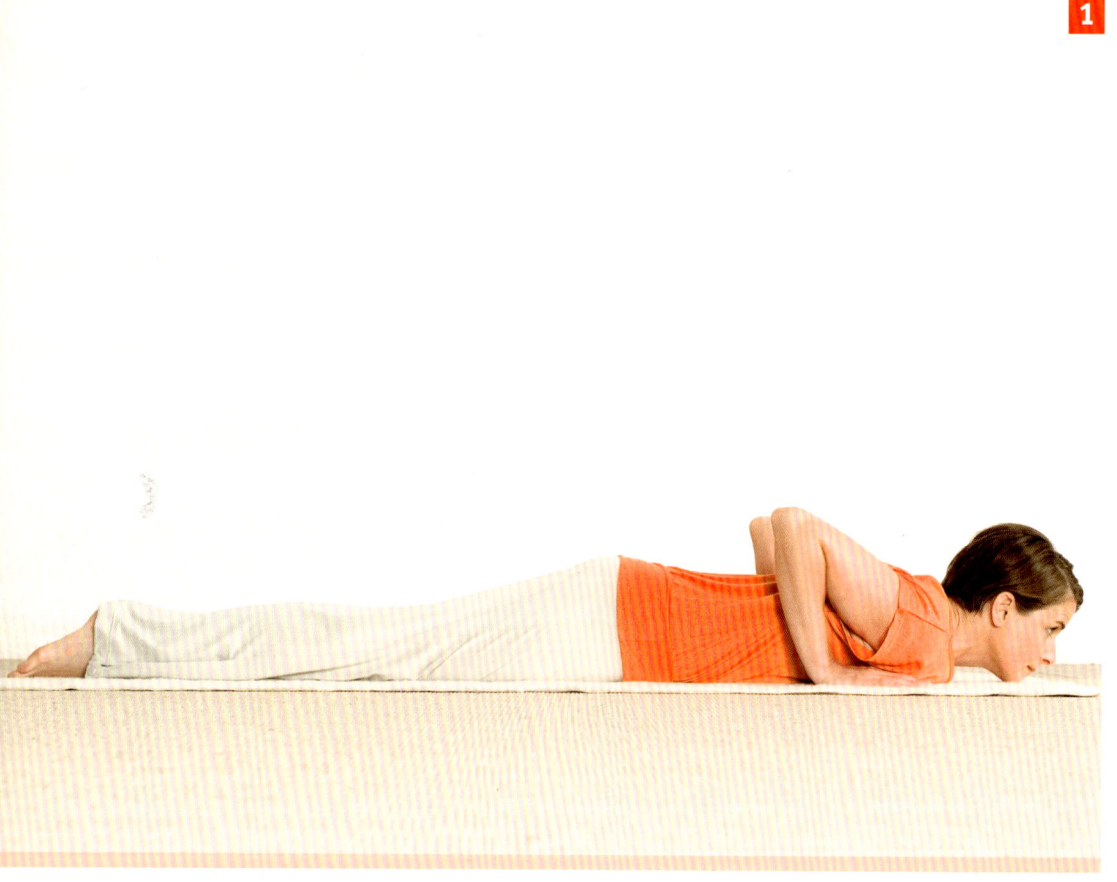

2

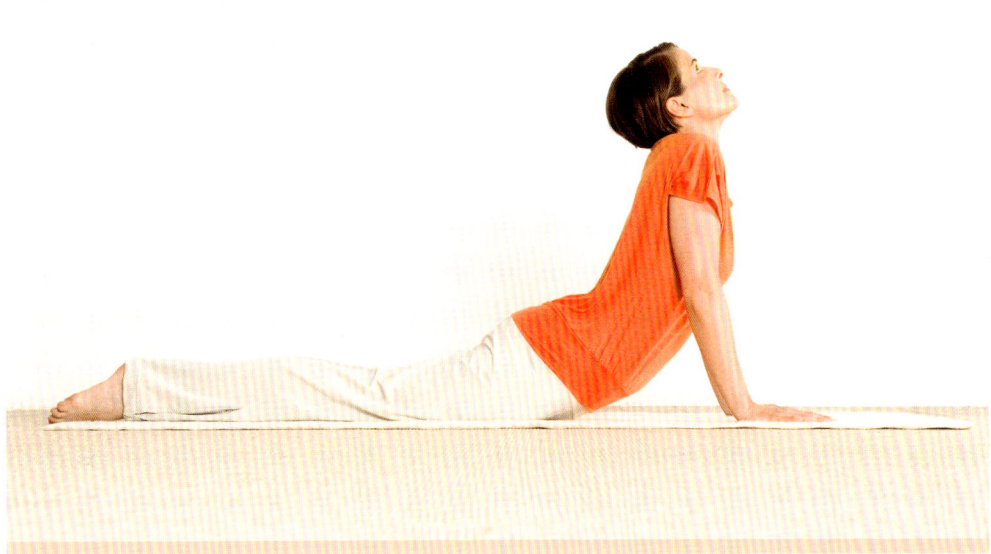

das sich die Wassermassen bewegen, wenn die Schleusen einmal geöffnet sind. Wir möchten diese Kräfte zur Stärkung der psychosomatischen Immunität einsetzen, und diese Intention müssen wir auch klar vertreten und in den mentalen Vordergrund setzen.

Entlastet Unterleib und Wirbelsäule

Die Schlangenhaltung hat aber auch andere Heilwirkungen. Sie beseitigt Bauchfett, Verstopfung und Blähungen. Die vorn im Bauch gelegenen Organe werden gestreckt und die hinteren, wie die Nieren, komprimiert. Verschobene Rückenwirbel oder Bandscheiben werden in die richtige Stellung gerückt. Die Nervenbahnen und Muskulatur im tiefer gelegenen Rückenbereich werden stimuliert,

was zu einer besseren Durchblutung führt. Die Muskulatur der Arme wird trainiert.

1 Legen Sie sich auf den Bauch, die Handflächen liegen auf dem Boden unter Ihren Schultergelenken.

2 Atmen Sie tief ein, heben Sie den Oberkörper vom Boden ab und nehmen Sie den Kopf ganz in den Nacken.
Unterstützen Sie mit Ihren Armen diese Beugehaltung. Die Hüften bleiben dabei unbedingt auf dem Boden. Die Krümmung des Rückens erfolgt hauptsächlich im Lendenwirbelbereich.

Atmen Sie in der Stellung normal durch die Nase und verbleiben Sie so für 1–3 Minuten.

Übung 6: Winde

Diese Übung – das Sanskritwort lässt sich nicht wörtlich übersetzen – ist nach einem berühmten Yogi benannt. Da in dieser Stellung das Rückgrat wie ein Tuch ausgewunden wird, habe ich als Namen die Winde gewählt. Bei konventionellen Gymnastikübungen gibt es kaum eine Möglichkeit, den Rücken so stark zu drehen wie hier.

Die Heilwirkung der Winde erstreckt sich auf Rheuma, Skoliose, Kyphose, Lumbago und generell auf alle Arten von Rückenschmerzen. Auch hier werden die unteren beiden Cakra aktiviert. Deshalb sollten Sie diese Stellung nicht direkt vor dem Einschlafen oder allzu lange ausüben, denn sie ist sehr aktivierend. Da eine nicht stimulierende, eine Entspannungs- und eine meditative Übung folgen, kommt es zu einem energetischen Ausgleich. Setzen Sie sich auf den Boden und legen Sie

das rechte Bein so auf den Boden, dass die Ferse des rechten Beines an der linken Hüfte anliegt. Stellen Sie den linken Fuß über das rechte Knie hinaus und halten Sie das linke Bein und Knie aufrecht. Das ist der fixe Pol, an dem Sie Ihren Hebel ansetzen.

1 Drehen Sie sich nun so stark wie möglich nach links, indem Sie den rechten Arm nach vorn strecken. Helfen Sie mit dem rechten Arm mit, Ihre Drehung zu maximieren, und legen Sie ihn dazu über das linke Knie.

2 Wenn Sie die Position halten können, dann legen Sie den linken Arm um den Rücken mit der Handfläche nach unten. Auch den Kopf müssen Sie so weit wie möglich nach links drehen. Verbleiben Sie nun in dieser Stellung für 1–3 Minuten. Diese Haltung sollen Sie immer wechselseitig üben.

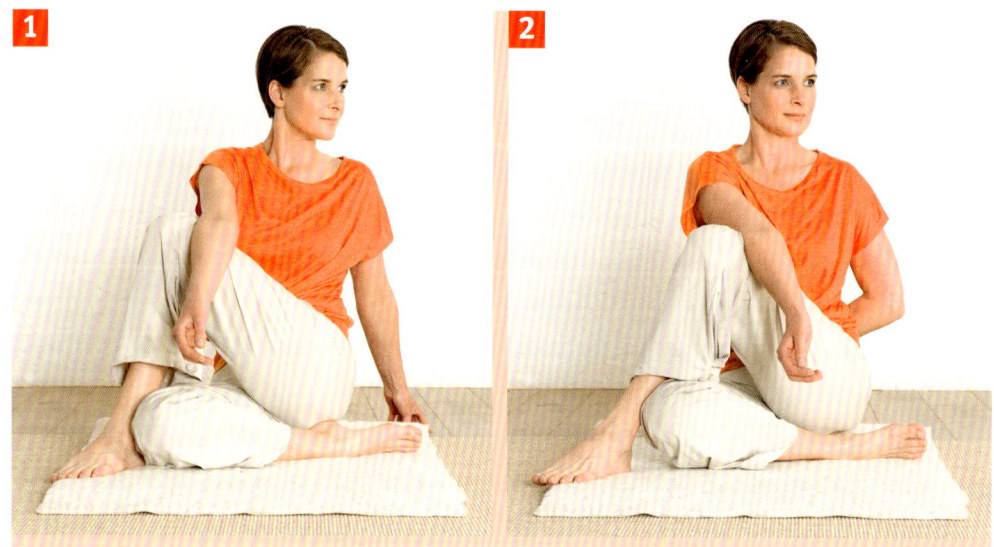

Übung 7: Kerze

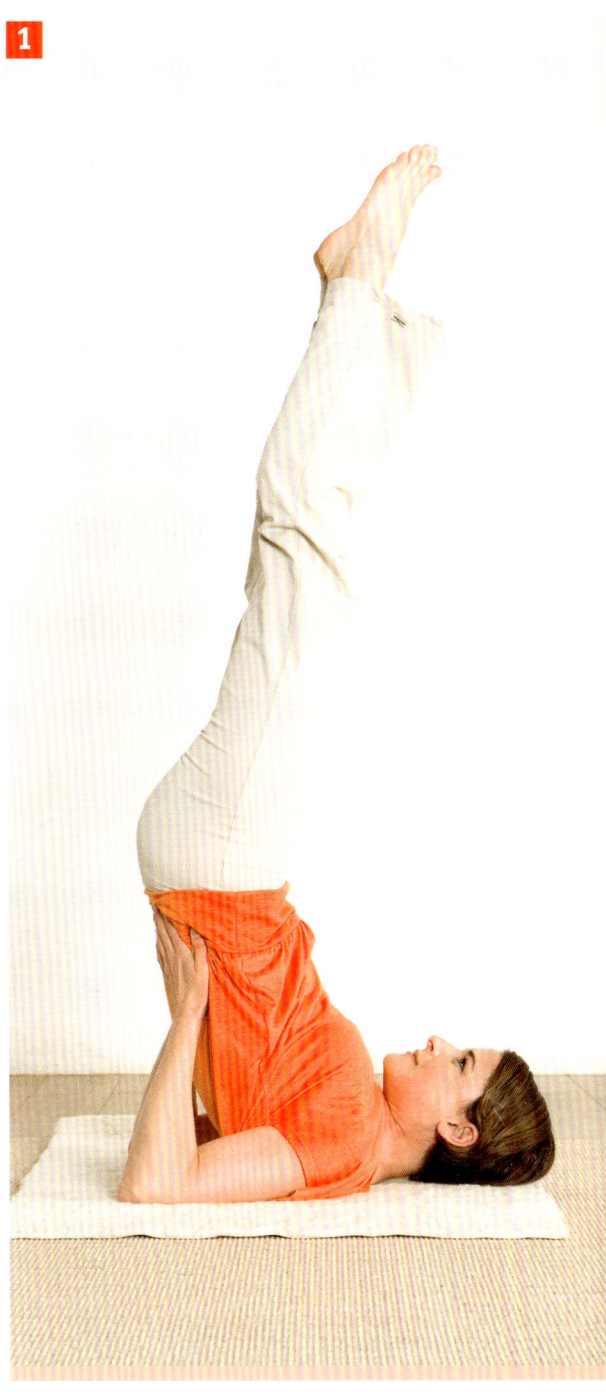

Diese Übung ist auch in unserem Kulturkreis schon lange bekannt und stellt eine wunderbare Entlastung für Ihre Beinvenen dar.
Die Kerze bewirkt eine starke Durchblutung der Hals- und Brustorgane, was zur Folge hat, dass die Gesichtshaut strahlt, Kopfschmerzen verschwinden, Augen-, Ohren-, Nasen- und Halskrankheiten effektiv beseitigt und sexuelle Störungen wie frühzeitiges Ejakulieren aufgehoben werden.
Interessant sind außerdem die positiven Auswirkungen auf Leber, Nervenbahnen und Muskulatur. Der Fluss in den Meridianen, den Nerven, den Blut-, Lymph- und anderen Gefäßen, welche die Kommunikation zwischen Gehirn und Rumpf regeln, wird verbessert.

1 Legen Sie sich flach auf den Rücken, ziehen Sie die Beine an, stützen Sie mit den Händen Ihre Hüften und heben Sie diese vom Boden hoch. Lockern Sie die Füße, indem Sie diese kreisen. Lockern Sie die Knie und Hüften. Atmen Sie durch die Nase gut durch und verbleiben Sie 1–3 Minuten in der Haltung. Setzen Sie zum Abstützen so gut wie möglich Ihre Bauch- und Beckenmuskulatur ein, die Arme dienen nur als Hilfsmittel.

Wenn Sie die Beine etwas nach hinten über den Kopf nehmen, ist die Stellung viel leichter zu halten. Das ist keine Gymnastikübung. Sie bekommen keine Punkte, indem Sie alle Bein- und Fußmuskeln vollständig durchstrecken. Im Gegenteil, das behindert die Zirkulation.

2

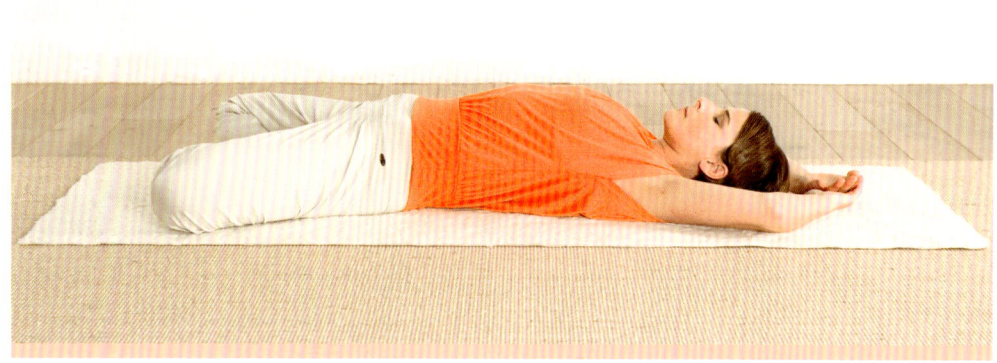

2 Am Ende rollen Sie die Wirbelsäule langsam ab. Verschränken Sie die Beine wie
beim Schneidersitz ineinander. Nehmen
Sie die Arme über den Kopf und legen Sie
die Handflächen ineinander.

Sie sind jetzt eine Schildkröte, die auf dem
Rücken ihres Panzers liegt. Entspannen Sie
sich. Nach 1–2 Minuten können Sie die Beine
und Arme wieder ausstrecken und gleich den
Engel üben (siehe unten).

Übung 8: Engel

Die Stellung trägt diesen Namen, weil die
Arme wie Flügel seitlich vom Körper ausge-
streckt werden. Ein weiterer Grund ist, dass
die Übung federleicht macht, wenn wir fliegen
sollen, und bleischwer, wenn wir die Erde
spüren wollen.

Verteilt die Energie

Primäres Ziel dieser Stellung im Anschluss an
eine Serie von kurativen Yogaübungen ist es,
Energien richtig zu verteilen. Das macht die
Körperintelligenz ganz von selbst, vorausgesetzt, man lässt es zu. Dort, wo Sie Kraft brauchen, da fließt sie hin. Dort, wo Spannungen
sind, werden sie aufgelöst. Dort, wo Blocka-
den herrschen, werden diese überwunden.
Stellen Sie sich dieses Bild beim Üben vor.

Bringt Tiefenentspannung

Yogi wünschen mit möglichst wenig Schlaf
auszukommen, denn Schlaf bedeutet für sie
Ignoranz und Verlust der Kontrolle über den
Geist. Sie sind in der Lage, sich in dieser
Asana in kürzester Zeit Erholung durch Tiefen-
entspannung zu holen.
Meine Erfahrung ist, dass Teilnehmer bei die-
ser Übung häufig einschlafen.

1 Legen Sie sich flach auf den Rücken. Überprüfen Sie, ob Ihr Rücken vollkommen gerade ist.

Recken Sie ein wenig den Hals, damit auch der Nacken entspannt auf dem Boden ruht. Die Hände liegen etwa 40 cm von den Hüften entfernt, die Handflächen sind nach oben gerichtet. Die Fersen haben einen Abstand von 40–60 cm, die Zehen schauen nach außen. Beobachten Sie, ob Ihre Atmung gleichmäßig ist. Als Nächstes wollen wir den Körper völlig entspannen.

Die Anweisungen sind suggestiver Natur. Nach jeder Anweisung folgt eine kleine Pause, die Ihnen dienen soll, die betreffenden Organe völlig zu entspannen:

- Richten Sie Ihre Aufmerksamkeit auf die Füße. Lockern Sie die Zehen und die Fußgelenke.
- Entspannen Sie nun Unterschenkel und Knie.
- Entspannen Sie Oberschenkel und Hüften.
- Lockern Sie nun Hände und Handgelenke.

- Entspannen Sie alle Muskeln des Unterarms sowie die Ellbogengelenke.
- Jetzt sind Oberarm und Schultern an der Reihe. Lockern Sie bewusst alle Muskeln dieser oft so verspannten Körperpartie.
- Lockern Sie die Hals- und Gesichtsmuskulatur und atmen Sie entspannt weiter.
- Stellen Sie sich jetzt vor, dass Sie bei jedem Ausatmen schwerer und schwerer werden und ein kleines Stück weiter in den Boden versinken.
- Denken Sie jetzt, dass Sie mit jedem Einatmen leichter und leichter werden und ein Stück weiter vom Boden abheben.
- Bewegen Sie kurz Ihre Hände und Füße.
- Reiben Sie die Handflächen schnell ineinander und legen Sie diese über Ihre Augen. Schauen Sie mit weit geöffneten Augen in die Handflächen.
- Schließen Sie die Augen. Nehmen Sie die Hände weg. Öffnen Sie die Augen langsam und setzen Sie sich auf.
- Nehmen Sie sich 5–10 Minuten Zeit für diese Übung.

1

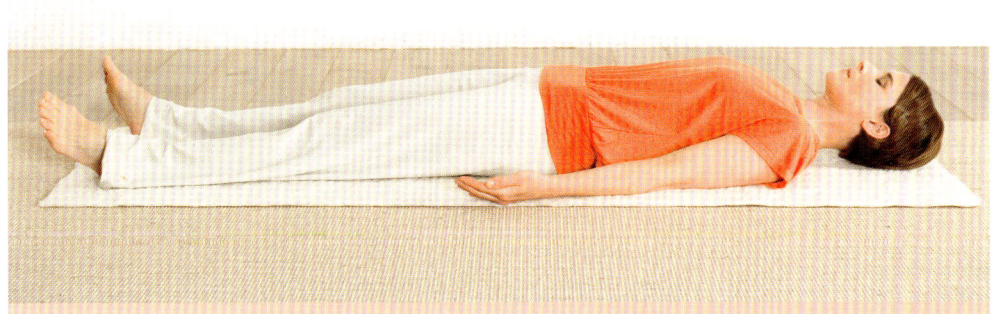

Übung 9:
Sonne-und-Mond-Atmung

Die Anatomie des Yoga unterscheidet 72 000 subtile Zirkulationsbahnen (Nadi), um die sich Nerven und Organe gruppieren. Der Durchmesser der zentralen Bahn soll 1/10 000 einer Haarspitze betragen, verläuft im Rückenmark und wird Suschuma genannt. Zur ihrer linken Seite verläuft ein weiterer Kanal, der den Namen Ida trägt. In ihm fließt die Energie, welche den Parasympathikus des autonomen Nervensystems kontrolliert, und deren Qualität weiblich, intuitiv, lunar und kühlend ist. Rechts von Suschuma fließt ein Kanal mit aktiver, männlicher, solarer und erhitzender Eigenschaft, der Pingala. Er kontrolliert den Sympathikus des autonomen Nervensystems. Der Ida-Kanal beginnt am rechten großen Zeh, wechselt an der Basis der Wirbelsäule die Seiten und tritt in der linken Nasenöffnung

aus. Der Pingala-Kanal hat seinen Ursprung an der linken großen Zeh und endet im rechten Nasenloch.

Regulation der Nadis

Bei der Atmung reguliert unser psychosomatischer Organismus diese gegensätzlichen Energien je nach Bedarf, indem manchmal eher rechts und manchmal eher links geatmet wird. Sie können diese Funktionen für sich selbst herausfinden, indem Sie, wenn es Ihnen kalt ist, das linke Nasenloch zuhalten und nur rechts ein- und ausatmen, oder umgekehrt, wenn es Ihnen sehr heiß ist, nur links atmen. Mit der folgenden Übung wollen wir uns diese gegensätzlichen Energien zur Harmonisierung bewusst zunutze machen.

1 Setzen Sie sich im Schneider- oder Lotussitz hin. Wenn Ihnen das nicht bequem ist, setzen Sie sich mit ausgestreckten Beinen an die Wand oder mit geradem Rücken auf einen Stuhl.

2 Halten Sie sich das rechte Nasenloch zu. Atmen Sie jetzt zur vollen Lungenkapazität ein und merken Sie sich, wie lange Sie dazu gebraucht haben. Atmen Sie genau gleich lang aus, wie Sie zum Einatmen benötigt haben, und sorgen Sie dafür, dass am Ende dieser Zeitspanne Ihre Lungen auch wirklich vollständig leer sind.

Atmen Sie ohne Pause gleich wieder ein. Wiederholen Sie den Vorgang 2- bis 3-mal. Legen Sie beide Hände übereinander und mit

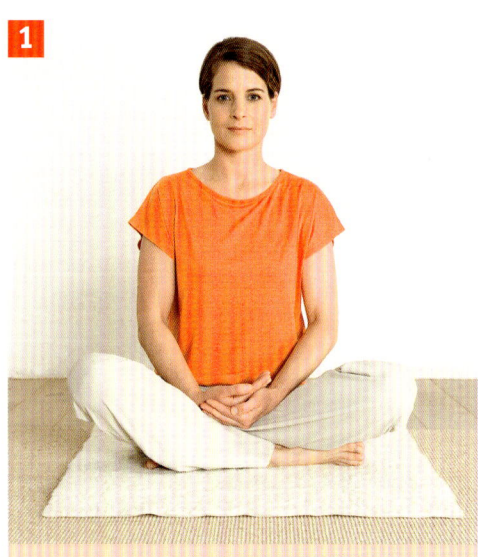

den Innenflächen nach oben in Ihren Schoß. Schließen Sie die Augen. Atmen Sie völlig normal. Beobachten Sie die Qualität und den Fluss der Energien im Körper. Verbleiben Sie eine ½–1 Minute in dieser Stellung.

3 Halten Sie sich jetzt den linken Nasenflügel zu und atmen Sie durch das rechte Nasen-loch tief ein. Atmen Sie gleich lang aus, wie Sie zum Einatmen benötigt haben. Atmen Sie ohne Pause wieder ein und wiederholen Sie den Vorgang 2- bis 3-mal. Legen Sie die Hände in den Schoß, schließen Sie die Augen und beobachten Sie den Fluss und die Eigenschaften der Energien.

Als Nächstes wollen wir abwechselnd durch die Nasenöffnungen ein- und ausatmen.

● Halten Sie links zu, atmen Sie ein.
● Halten Sie rechts zu und atmen Sie aus.
● Halten Sie wieder links zu, atmen Sie ein.
● Halten Sie rechts zu und atmen Sie aus.

Wiederholen Sie das 2- bis 3-mal. Nehmen Sie die Hände in den Schoß. Entspannen und normal atmen.
● Halten Sie rechts zu und atmen Sie links ein.
● Halten Sie links zu und atmen Sie aus.
● Halten Sie wieder rechts zu, atmen Sie ein.
● Halten Sie links zu und atmen Sie aus.

Wiederholen Sie das noch 2- bis 3-mal. Legen Sie die Hände in den Schoß, entspannen und beobachten Sie, wie die Energien in Ihrem Körper fließen.

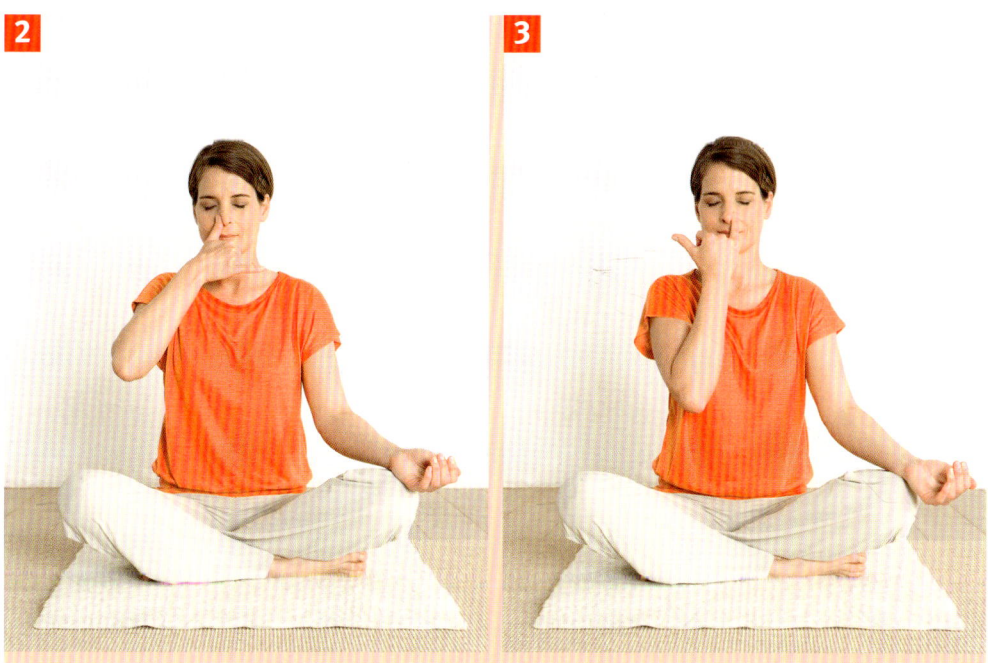

Übung 10: Abendmeditation

Beschließen Sie den Abend mit einer meditativen Haltung. Sie soll Ihnen helfen, Kraft zu
sammeln und sich selbst zu finden.

Die Handstellungen oder Mudra

Ein Wort zu der Handstellung beim Meditieren:
Sie haben wahrscheinlich auf Abbildungen
schon gesehen, dass viele Yogaübende be-
stimmte Handstellungen oder Mudra praktizieren. Machen Sie diese nicht einfach blind-
lings nach. Viele dieser Mudra bewirken, dass
die unteren Cakra, wo die sexuellen Energien
fließen, kontrolliert oder eingeschränkt werden. Das kann nicht Ihr Ziel sein, wenn Sie
Probleme mit der Monatsregel oder der Po-
tenz haben. Was gut ist für einen Yogi, muss ja
nicht automatisch auch gut für Sie sein. Aus
gesundheitlicher Sicht sollten wir alle Kräfte
nutzen, die unsere Immunität stärken. In der
Handfläche befindet sich ein Cakra, das Energien aus der Umwelt aufnehmen kann. Leider
nutzen wir diese Möglichkeit so gut wie nie.
Das wollen wir jetzt ändern und deshalb
unser Bewusstsein darauf lenken. Es geht
auch darum, dass Sie lernen, immer Zugang
zu den hellen, positiven Kräften in dieser Welt
zu haben. Dafür müssen wir unser Gemüt
schulen. Jeder hat Phasen der mentalen Erschöpfung, Augenblicke, in denen kein Wei-
terkommen absehbar ist. Doch das ist änder-
bar. Setzen Sie sich im Schneider- oder
Lotussitz Richtung Westen auf den Boden.
Wenn Ihnen das nicht bequem ist, setzen Sie
sich mit ausgestreckten Beinen an die Wand

oder mit geradem Rücken auf einen Stuhl.
Drücken Sie mit dem Daumennagel kräftig im
Zentrum der Handfläche. Dort sitzt Ihr Hand-
cakra, das wir damit etwas aktivieren wollen.

1 Legen Sie die Hände mit den Handflächen
  nach oben so auf Ihre Oberschenkel oder
  Knie, wie es Ihnen wirklich bequem ist.
  Beobachten Sie für eine Weile die untergehende Sonne. Schließen Sie die Augen,
  entspannen Sie das Gesicht. Atmen Sie
  völlig normal und entspannt durch die
  Nase ein und aus.

Stellen Sie sich jetzt vor, wie sich unzählige
Strahlen in allen Regenbogenfarben aus allen
Richtungen im Zentrum Ihrer beiden Hände
bündeln. Diese Energie fließt sichtbar in die
Handcakra hinein. Ihre Hände beginnen zu
leuchten und die sich herrlich anfühlende
Energie fließt von den Händen die Arme hinauf
zum Herzen und von dort in alle Bereiche
Ihres Körpers. Sie fühlen sich vollkommen
eins mit den Lichtern des Regenbogens. Sie
lächeln, fühlen sich geborgen und glücklich.
Nehmen Sie nun die Handflächen und führen
Sie diese zu einer Gebetsstellung zusammen.
Senken Sie Ihren Kopf in tiefer Dankbarkeit.
Öffnen Sie langsam die Augen. Bleiben Sie
noch kurz sitzen, bevor Sie aus Ihrer Position
aufstehen. Was immer Sie nun tun möchten,
Sie haben die Kraft dazu.

Kurzversion für den Abend

Die Erfahrung zeigt, dass, selbst wenn wir mit
großer Überwindung ein Yogaprogramm be-

2

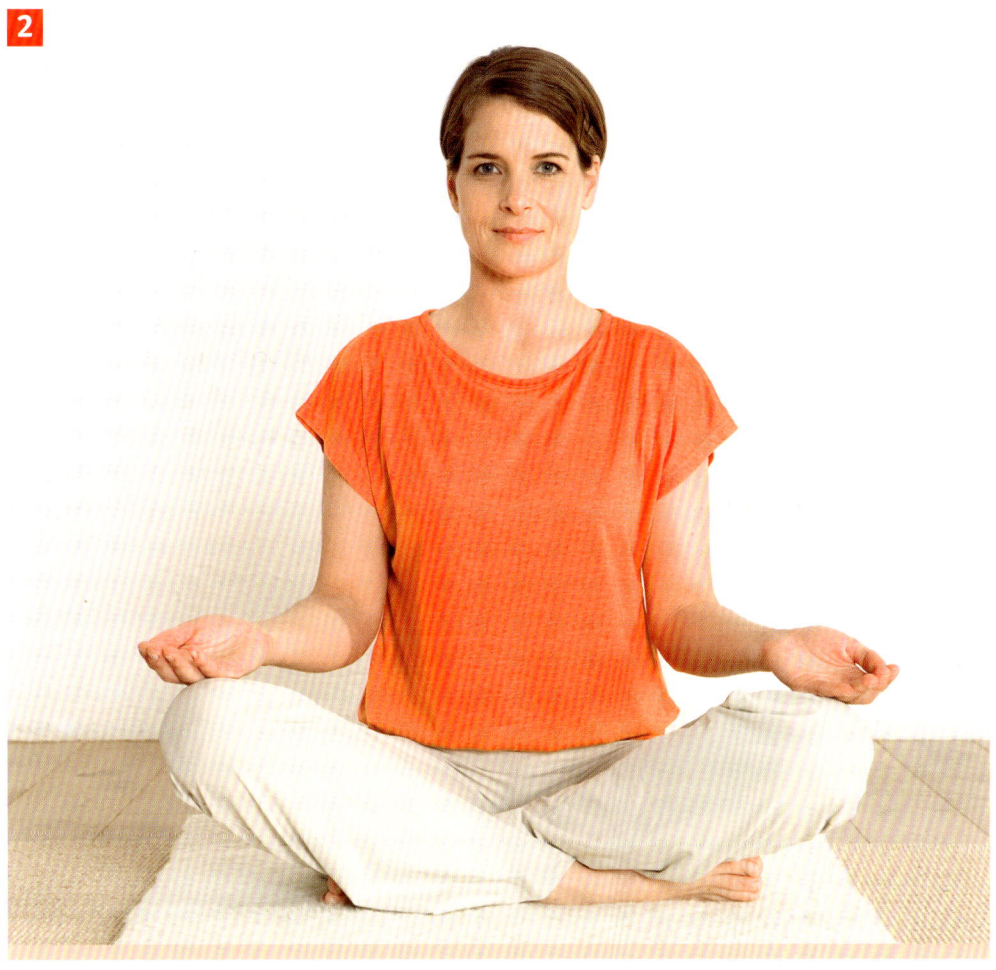

ginnen, wir bald Freude daran finden. Dazu sagt die Bhagavadgita: »Was anfangs wie Nektar schmeckt, wird bald zu Gift, und was anfangs wie Gift schmeckt, wird schnell zu Nektar.« Trotzdem empfehle ich Ihnen, nicht allzu großen Druck auf sich auszuüben. Yoga ist kein Leistungssport, wo Sie beinhart jeden Tag Ihr Pensum erfüllen müssen. Ein schlechtes Gewissen ist der allerschlechteste Begleiter, den Sie sich wünschen können.

Dieses Vollprogramm müssen Sie nicht jeden Abend ausführen. Es genügt, wenn Sie sich zweimal in der Woche eine Stunde Zeit dafür nehmen. Picken Sie Übungen für ein Kurzprogramm heraus, die Ihnen erfahrungsgemäß am besten tun. Dazu sollten Sie auch die konstitutionellen Faktoren, wie im Folgenden beschrieben, berucksichtlgen. Im Gegensatz dazu sollten Sie jeden Morgen unbedingt mehrere Übungen ausführen.

Ratschlag für die Vata-Konstitution

Sie sind besonders stressempfindlich. Daher kann es sein, dass Sie abends völlig erschöpft nach Hause kommen. Dennoch finden Sie keine Ruhe, ein Abschalten ist schier unmöglich. Deshalb ist Yoga am Abend für Sie besonders wichtig, wobei leichte kurative, entspannende und meditative Übungen von großem Nutzen sind. Übertreiben Sie es auf keinen Fall. Das ist für die begeisterungsfähigen Vata-Menschen schwierig.

Besonders zu empfehlen sind für Sie folgende Übungen: ⌐Kerze (7; S. 79)

- **Keil (Übung 1, S. 68)**. Dabei können Sie sich entspannen und sind in enger Verbindung mit der Erde. Darüber hinaus hilft diese Übung, Ihre Schwachstellen zu stärken: die Gelenke der unteren Extremitäten.
- **Zeichen (Übung 4, S. 74)**. Diese Stellung fördert klare mentale Strukturen. Sie ist eine der Yogahaltungen mit der stärksten positiven Auswirkung auf die Psyche.
- **Schlangenhaltung (Übung 5, S. 76)**. Sie stimuliert Ihr erstes Cakra auf subtile

Weise und lässt Sie erkennen, dass Sexualität nicht nur im Geist stattfindet. Des Weiteren beseitigt diese Übung Ihre Blähungen sehr effektiv.

- Der **Engel (Übung 8, S. 80)** hilft Ihnen, sich zu erden und zu sich zu finden, statt auf und davon zu schweben.
- **Sonnen-Atmung (in Übung 9, S. 82)**. Sie bringt Ihnen die nötige Wärme.
- Die **Abendmeditation (Übung 10, S. 84)** ist von größtem Nutzen für Sie, denn Sie haben den größten Energiebedarf.

Eine zusätzliche Übung für Ihre Konstitution, die Ihnen hilft, zu Ihrer Mitte zu finden, ist folgende Stellung.

Sie kann in dieser Gruppe direkt nach der Kerze ausgeführt werden:

Bauchatmung

1 Legen Sie sich dazu flach auf den Rücken, ziehen Sie die Beine an und legen Sie die Hände auf den Bauch. Schließen Sie die Augen. Atmen Sie vollständig aus.

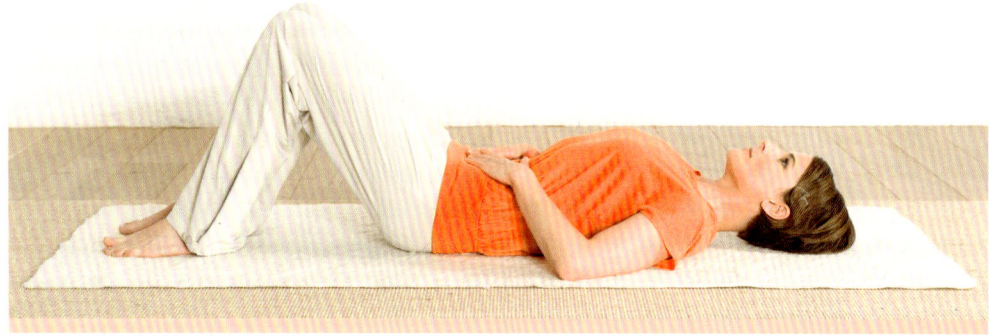

2

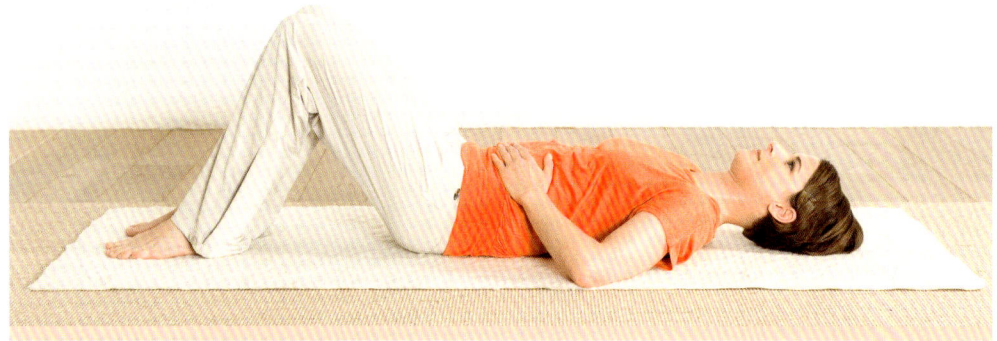

2 Atmen Sie langsam und bis zur vollen Kapazität ein. Drücken Sie dabei den Bauch so stark wie möglich nach oben.
Halten Sie die Luft doppelt so lange an, wie Sie für das Einatmen benötigt haben, und pressen Sie weiter mit aller Kraft den Bauch nach oben.

Lockern Sie sämtliche Muskeln und atmen Sie vollständig aus. Entspannen Sie sich, atmen Sie für einige Zeit völlig normal und wiederholen Sie die Übung 2- bis 4-mal.

Ratschlag für die Pitta-Konstitution

Wie ein Krebs lassen Sie ungern los, wenn Sie einmal zugeschnappt haben. Den Alltag hinter sich zu lassen ist deshalb besonders wichtig für Pitta-Menschen. Ihr Hang zum Perfektionismus und Wettbewerb soll beim Yoga zumindest etwas in den Hintergrund treten. Die wichtigsten mentalen Prinzipien, die es zu üben gilt, sind Geduld und Mitgefühl. Sie müssen nicht immer in vorderster Reihe

kämpfen. Es braucht keine Schlacht, um den täglichen Kampf zu gewinnen.
Besonders gut und ausgleichend für Sie sind folgende Übungen:

● **Keil (Übung 1, S. 68)**. Hier müssen Sie abschalten. Ein Feldherr ist Herr des Feldes und nicht der rollenden Köpfe. Bewahren Sie den Überblick, indem Sie auf Distanz gehen.

● **Kuhgesicht (Übung 2, S. 70)**. Dies ist Ihre Übung, denn Ihre Problemzone liegt in der Körpermitte, d. h. beim Solarplexus und im Bereich der Brustwirbelsäule.

● **Zeichen (Übung 4, S. 74)**. Eine wichtige Übung für Sie wegen der tonisierenden Wirkung auf die Leber, dem Organ, mit dem Pitta-Naturen oft kämpfen müssen.

● Die **Kerze (Übung 7, S. 79)** hat eine hervorragende Wirkung auf die Haut an Gesicht, Hals und Brust, deshalb ist sie Pitta-Menschen zu empfehlen, die zu Hautunreinheiten neigen. Das einzige Organ im Kopf, das von Pitta regiert wird, sind die Augen; auch deshalb ist diese Stellung für diese Konstitution geeignet.

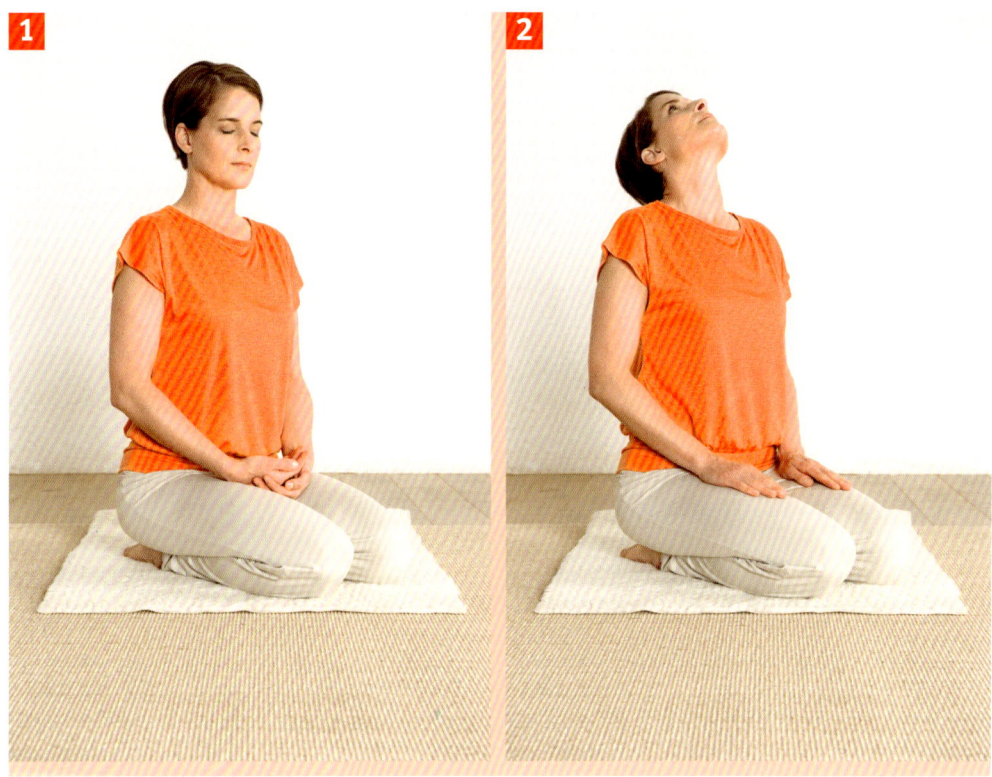

● **Mond-Atmung (in Übung 9, S. 82)**. Dieser Teil der Übung kühlt Ihr hitziges Gemüt und die weibliche Kraft glättet harte Kanten.

Löwenhaltung

Eine wichtige Zusatzübung für die Pitta-Frau und den Pitta-Mann ist die folgende Haltung. Damit können Sie Ihrem Ärger sprichwörtlich Luft verschaffen und ihn damit sehr effektiv abbauen.

1 Setzen Sie sich wie in Übung 1 auf die Fersen und legen Sie die Hände in den Schoß.

2 Lehnen Sie sich etwas nach hinten und holen Sie tief Luft, wirklich tief Luft, bis Ihre Lungen komplett angefüllt sind.

3 Bereiten Sie sich auf das Ausatmen vor. Atmen Sie hörbar durch den Mund aus; es sollte sich anhören wie das Fauchen einer riesigen Raubkatze.

Lehnen Sie sich dabei ganz nach vorn, strecken Sie die Zunge so weit wie möglich heraus und reißen Sie die Augen weit auf. Kommen Sie zurück und atmen Sie ein. Verbleiben Sie für eine ½ Minute in der Keilstellung, atmen Sie normal, halten Sie die Augen

3

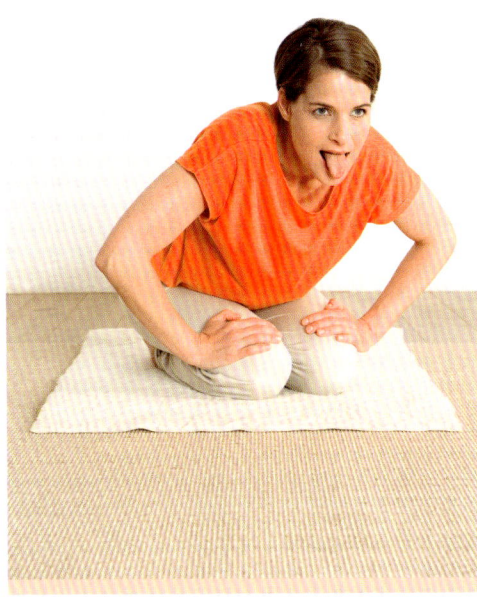

geschlossen und entspannen Sie alle Muskeln, vor allem die des Gesichts.
Wiederholen Sie diese Übung 3- bis 7-mal.
In der ruhigen Phase können Sie wunderbar beobachten, wie sich die Spannung von Ihnen löst und abfällt.

Ratschlag für die Kapha-Konstitution

Kapha-Menschen verfolgen die Strategie der Raupe: Sie klettern von einem grünen saftigen Blatt zum anderen, lassen aber ihr Hinterteil zur Sicherheit auf dem alten Blatt. Erst wenn sichergestellt ist, dass das neue Blatt ihren Vorstellungen entspricht und der Vorderteil unumstößlich dort angekommen ist, heben sie ihr Hinterteil auf das neue Blatt. Diese Strategie gewinnt immer und schützt vor bösen Überraschungen.

Ihr eigener Erfolg wird ihnen dann aber oft zum Verhängnis. Sie werden so schwerfällig, dass die Blätter sie nicht mehr halten können. Das Motto für bleibenden Erfolg mit minimalen Nebenwirkungen lautet: Regelmäßig und intensiv Yoga üben und in Bewegung bleiben. Besonders gut und aktivierend für Sie sind folgende Übungen:

- **Kuhgesicht (Übung 2, S. 70)**. Das ist Ihre Übung, denn sie schützt die Funktionen der Atemorgane und vor Bronchialasthma.
- Der **Berg (Übung 3, S. 72)**, denn jede Art von vertikalem und seitlichem Strecken ist von großem Vorteil für Ihre Natur.
- **Schlangenhaltung (Übung 5, S. 76)**. Sie reinigt und kräftigt die Nieren, regt den Stoffwechsel an und fördert den Appetit. Ihre korrigierende Wirkung auf die Bandscheiben kommt den Kapha-Menschen entgegen.
- Die **Winde (Übung 6, S. 78)** hält wach, schützt vor Lethargie und zu viel Schlaf. Vor allem Tagesschlaf müssen Kapha-Menschen unbedingt vermeiden.
- Die **Kerze (Übung 7, S. 79)** durchblutet den Kopf – hier hat Kapha seinen Sitz – und vermindert Krampfadern sowie Ödeme in den Beinen.
- **Sonne-und-Mond-Atmung (Übung 9, S. 82)**. Sie belebt die Sinne und reichert das Blut mit Sauerstoff an.

Lokomotive

Atemübungen sind generell für diese Konstitution zu empfehlen. Eine der wirksamsten Atemübungen mit starkem stimulierenden und belebenden Effekt ist die folgende. Zudem werden angesammelte Schlacken der Atemorgane optimal ausgeschieden:

1

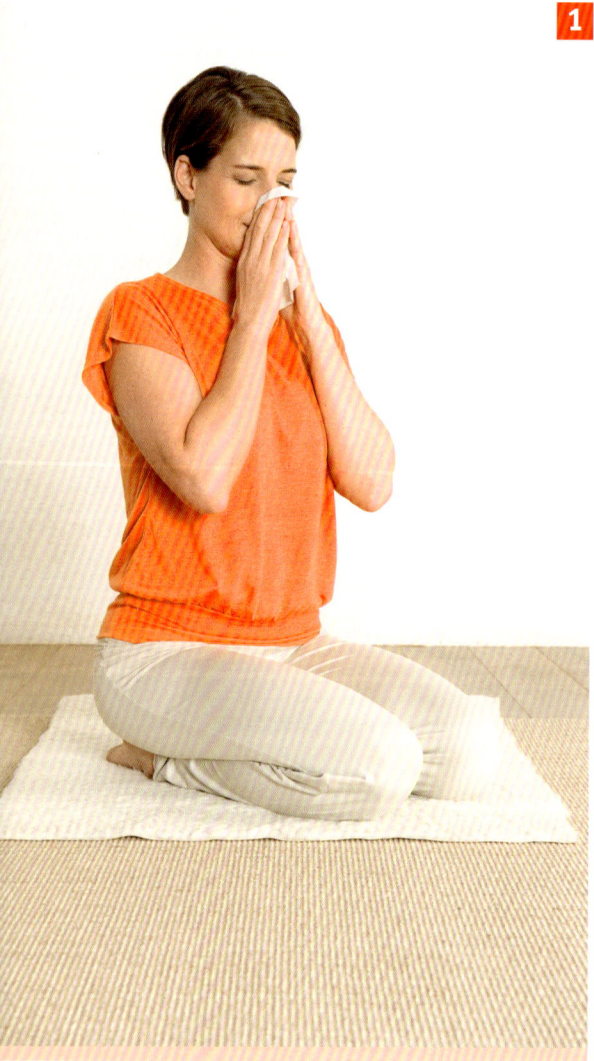

1 Am besten setzen Sie sich dazu, wie in der Keilhaltung, auf Ihre Fersen oder, wenn das nicht möglich ist, auf einen Stuhl. Schnäuzen Sie Ihre Nase und legen Sie ein Taschentuch auf Ihren Knien oder in unmittelbarer Nähe bereit. Sie müssen vor dieser Übung sehr bewusst die ganze Atem- und Gesichtsmuskulatur entspannen. Schließen Sie dazu die Augen, atmen Sie völlig normal.

Überdenken Sie den Ablauf der Übung. Lehnen Sie sich leicht zurück und atmen Sie zur vollen Lungenkapazität ein.
Lehnen Sie sich leicht nach vorn, halten Sie die Lippen fest zusammengepresst und pressen Sie den ganzen Lungeninhalt mit einem kurzen Ruck aus.
Atmen Sie gleich wieder mit einem kurzen Atemzug ein und, kaum gefüllt, pressen Sie die eingeatmete Luft wieder mit einem starken Ruck aus. Beschleunigen Sie diese Atmungsweise allmählich, wobei jedes Mal beim Ausatmen ein zischendes Geräusch entsteht. Das Ganze soll sich wie eine sich immer schneller bewegende Dampflokomotive anhören. Richten Sie dabei Ihre Hauptaufmerksamkeit auf das Ausatmen.
Wenn Sie den für Sie schnellstmögliche Rhythmus gefunden haben, halten Sie ein. Ruhen Sie in normaler Stellung mit geschlossenen Augen und normaler Atmung mindestens für 1 Minute.
Sie können den Vorgang noch 2-mal wiederholen und sollten sich jedes Mal so lange entspannen, bis Atmung und Herzrhythmus wieder völlig normal sind.

Alle Übungsprogramme auf einen Blick

Das Morgenprogramm

Übung 1: Palmenhaltung (Seite 35)
Übung 2: Dreieckspose (Seite 38)
Übung 3: Vierbeiner (Seite 40)
Übung 4: Attacke (Seite 41)
Übung 5: Brustatmung (Seite 44)
Übung 6: Leeren des Atems (Seite 46)
Übung 7: Morgenmeditation (Seite 48)
Kurzversion für eilige Tage
Sonnengruß (Seite 50)
Ratschlag für die Vata-Konstitution (Seite 54)
Übung 1: Palmenhaltung (Seite 35)
Übung 2: Dreieckspose (Seite 38)
Beugen der Wirbelsäule nach vorn (Seite 54)
Ratschlag für die Pitta-Konstitution (Seite 55)
Übung 2: Dreieckspose (Seite 38)
Übung 3: Vierbeiner (Seite 40)
Übung 6: Leeren des Atems (Seite 46)
Übung 7: Morgenmeditation (Seite 48)
Ratschlag für die Kapha-Konstitution (Seite 55)
Übung 5: Brustatmung (Seite 44)
Übung 7: Leeren des Atems (Seite 46)

Das Tagesprogramm

Übung 1: Strecken (Seite 56)
Übung 2: Seitliches Beugen (Seite 58)
Übung 3: Knie-Stirn-Haltung (Seite 60)
Übung 4: Tapferkeitshaltung (Seite 61)
Übung 5: Drehsitz (Seite 62)
Ratschlag für die Vata-Konstitution (Seite 64)
Nase-Knie-Haltung (Seite 64)
Ratschlag für die Pitta-Konstitution (Seite 64)
Waage (Seite 64)
Ratschlag für die Kapha-Konstitution (Seite 66)
Heldenpose (Seite 66)

Das Abendprogramm

Übung 1: Ausklinken im Keil (Seite 68)
Übung 2: Kuhgesicht (Seite 70)
Übung 3: Berg (Seite 72)
Übung 4: Zeichen (Seite 74)
Übung 5: Schlangenhaltung (Seite 76)
Übung 6: Winde (Seite 78)
Übung 7: Kerze (Seite 79)
Übung 8: Engel (Seite 80)
Übung 9: Sonne-und-Mond-
Atmung (Seite 82)
Übung 10: Abendmeditation (Seite 84)
Ratschlag für die Vata-Konstitution (Seite 86)
Übung 1: Keil (Seite 68)
Übung 4: Zeichen (Seite 74)
Übung 5: Schlangenhaltung (Seite 76)
Übung 8: Engel (Seite 80)
Übung 9: Sonnen-Atmung (Seite 82)
Übung 10: Abendmeditation (Seite 84)
Bauchatmung (Seite 86)
Ratschlag für die Pitta-Konstitution (Seite 87)
Übung 1: Keil (Seite 68)
Übung 2: Kuhgesicht (Seite 70)
Übung 4: Zeichen (Seite 74)
Übung 7: Kerze (Seite 79)
Übung 9: Mond-Atmung (Seite 82)
Löwenhaltung (Seite 88)
Ratschlag für die Kapha-Konstitution (Seite 89)
Übung 2: Kuhgesicht (Seite 70)
Übung 3: Berg (Seite 72)
Übung 5: Schlangenhaltung (Seite 76)
Übung 6: Winde (Seite 78)
Übung 7: Kerze (Seite 79)
Übung 9: Sonne-und-Mond-Atmung (Seite 82)
Lokomotive (Seite 90)

Stichwortverzeichnis

Über den Autor

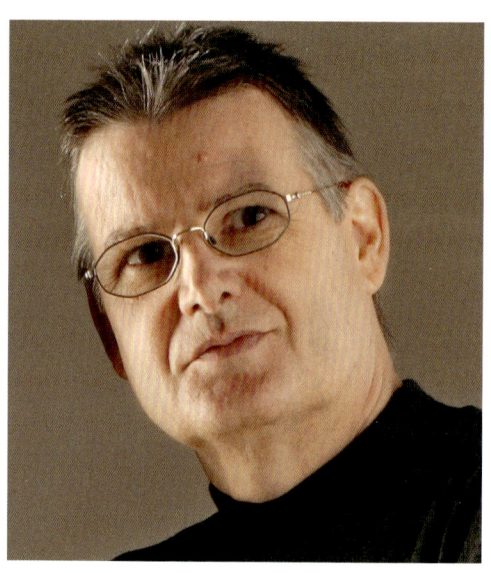

Hans Heinrich Rhyner, Naturarzt (Schweiz) für Ayurveda, MD & PhD (alternative Medicines, Indien)

Dr. Hans Heinrich Rhyner ist anerkannter Ayurveda-Experte und Pionier der ersten Stunde sowohl im Ursprungsland Indien wie auch in Europa. Dem gebürtigen Schweizer geht es um Anpassung und Integrierung des klassischen Ayurveda mit seienem spirituellen und ganzheitlichen Verständnis im Westen.

Sein Wissen ist äußerst authentisch, lebte und praktizierte er doch über 20 Jahre Ayurveda und Yoga in Indien. In Bangalore erhielt er ein Doktorat als Alternativmediziner sowie in Philosophie und führte seine eigene Klinik. Seit 1992 ordiniert er in seiner Praxis für Ayurveda-Medizin in Herisau. Im Kanton Appenzell-Ausserrhoden konnte er 64 bewährte ayurvedische Heilmittel registrieren. Von 2003 bis 2009 leitete er sein Ayurveda-Kurhaus 50 Kilometer nördlich von Wien. In Österreich befindet sich auch die eigene Herstellung für biologische Ayurveda-Produkte, die er mit seiner Frau Irene Rhyner betreibt.

Verarbeitet werden hier hauptsächlich Heilpflanzen aus Europa zu Massage- und Körperpflegeölen (Thaila), Ge-würzmischungen (Masala), Kräuter- und Gewürztees (Chai), Nahrungsergänzungsmitteln wie Kräuterelixieren (Asava), Fruchtaufstrichen (Chavanprash) und vielen weiteren Produkten.

Seit vielen Jahren engagiert er sich im verbands- und gesellschaftspolitischen Bereich für die Anerkennung der Naturmedizin. Er ist Vizepräsident des Schweizer Verbandes für Ayurveda Mediziner und Therapeuten (VSAMT), Präsident des Österreichischen Dachverbandes für Ayurveda (ÖDA) und langjähriges Mitglied im Naturärzte Verband Schweiz (NVS). Seiner Meinung nach gibt es nur eine Medizin, nämlich diejenige, die wirksam und anhaltend die Gesundheit der Bevölkerung absichert.

Praxis für Ayurveda Medizin

Bahnhofstrasse 9
CH-9100 Herisau
Tel.: +41-(0)71-350 16 60

Ayurveda Rhyner

Kaiserstraße 67–69
A-1070 Wien
Tel.: +43-(0)1-40 555 87
www.ayurveda-rhyner.com
info@ayurveda-rhyner.com

Bibliografische Information der Deutschen Nationalbibliothek

Die Deutsche Nationalbibliothek verzeichnet diese Publikation in der Deutschen National-bibliografie; detaillierte bibliografische Daten sind im Internet über http://dnb.d-nb.de abrufbar.

BLV Buchverlag GmbH & Co. KG
80797 München

© 2010 BLV Buchverlag GmbH & Co. KG,
München

Bildnachweis
alle Bilder von Bethel Fath, außer:
Hart, Sammy: S. 4, 6, 8, 15, 22
Kracke, Susanne: S. 27
Rhyner, Hans H.: S. 13, 29, 94
Seer, Ulli: S. 16

Umschlagfotos:
    Vorderseite: LOOK-foto/Harald Eisenberger
    Rückseite: Susanne Kracke

Lektorat: Maritta Kremmler, Dr. Marion Ónodi
Herstellung: Angelika Tröger
DTP: Uhl + Massopust GmbH, Aalen

Gedruckt auf chlorfrei gebleichtem Papier

Printed in Germany
ISBN 978-3-8354-0722-0

Hinweis
Das vorliegende Buch wurde sorgfältig erarbeitet. Dennoch erfolgen alle Anga-ben ohne Gewähr. Weder Autor noch Ver-lag können für eventuelle Nachteile oder Schäden, die aus den im Buch vorgestell-ten Informationen resultieren, eine Haf-tung übernehmen.

Auf sanfte Weise
das Wohlbefinden steigern

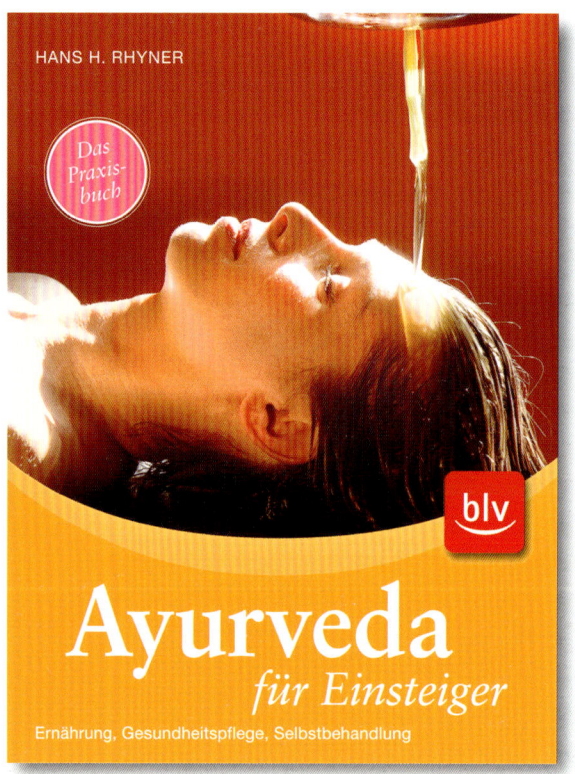

Hans H. Rhyner
Ayurveda für Einsteiger
Das Ayurveda-Grundlagenbuch – einzigartig kompetent dank jahrzehnte-
langen Erfahrung des Autors · Anwendungen für die Immunfitness: Ernährung,
Bewegung, Gesundheitspflege · Sanfte Methoden zur Selbstbehandlung von
häufigen Beschwerden von A bis Z.
ISBN 978-3-8354-0588-2

Bücher fürs Leben.